11

DE LA PARENTÉ
DU
RHUMATISME
ET DE L'IMPALUDISME

ÉTUDIÉE D'APRÈS LES

DONNÉES DE L'ETHNOGRAPHIE ET DE LA CLIMATOLOGIE

PAR

LE Dr BERTHOLON
Médecin aide-major de 1re classe.

Mention honorable de la Faculté de médecine de Paris, 1878
Prix de mille francs de l'Académie de médecine: 1880

AF458000

LYON
ASSOCIATION TYPOGRAPHIQUE
F. PLAN, rue de la Barre, 12.

1883

Td 128
275

DE LA PARENTÉ

DU

RHUMATISME

ET DE L'IMPALUDISME

ÉTUDIÉE D'APRÈS LES

DONNÉES DE L'ETHNOGRAPHIE ET DE LA CLIMATOLOGIE

PAR

LE Dr BERTHOLON

Médecin aide-major de 1re classe.

Mention honorable de la Faculté de médecine de Paris, 1878
Prix de mille francs de l'Académie de médecine, 1880

BIBLIOTHÈQUE NATIONALE
R.F.
DÉPÔT LÉGAL
Rhône
N° 143
1884

LYON
ASSOCIATION TYPOGRAPHIQUE
F. PLAN, rue de la Barre, 12.

1883

Td 128
275

DE LA PARENTÉ

DU RHUMATISME ET DE L'IMPALUDISME

ÉTUDIÉE D'APRÈS LES

DONNÉES DE L'ETHNOGRAPHIE ET DE LA CLIMATOLOGIE

AVANT-PROPOS.

« L'humidité de l'air est, après la température, la condition atmosphérique qui contribue le plus puissamment à différencier les climats » (Rochard) (1). Une étude des plus captivantes doit être celle des troubles de la santé de l'homme soumis aux influences variables de ce puissant agent climatologique.

D'une façon absolue, on peut dire que la quantité d'humidité de l'air croît progressivement des pôles à l'équateur. Celle-ci atteint son maximum dans la zone équatoriale, et là, forme autour de la terre une sorte d'anneau de nuages qui se déplace avec le soleil, d'un tropique à l'autre. Avec ces déplacements coïncident les saisons des pluies. La quantité d'eau qui tombe est de plus en plus considérable à mesure qu'on se rapproche de la zone des calmes équatoriaux. Du 40e au 50e degré de latitude, elle varie entre 0,40 et 0,50 centimètres ; du 25e au 40e degré, entre 1 et 2 mètres. Elle dépasse cette quantité vers l'équateur. C'est ainsi qu'il tombe jusqu'à 3^{m},20 d'eau en Guyane, 3^{m} aux Antilles. Dans ces régions, l'air ambiant est, en outre, constamment saturé de vapeur d'eau. La quantité absolue d'humidité n'est pas seule à considérer. Il faut tenir compte aussi des autres agents météorologiques. La présence ou le manque de vents réguliers, la chaleur, l'électricité, pour ne signaler que les plus importants, font varier l'action de cette humidité sur l'homme, soit en augmentant, soit en diminuant les moyens de résis-

(1) Rochard. Article CLIMAT, Dictionnaire de médecine et de chirurgie pratiques.

tance de son organisme. L'homme plongé dans ces divers milieux en devient pour ainsi dire le réactif. Pour lui, les quantités d'humidité varient d'une façon absolue ou relative. Les variations absolues sont mesurées à l'aide d'instruments de physique. L'appréciation des variations relatives est plus délicate : on ne peut les mesurer que par sa pathologie. Il semble qu'en partant des cas extrêmes, on parviendra par les cas intermédiaires à reconstituer l'échelle des variations pathologiques parallèles aux variations hygrométriques du climat. C'est ainsi que l'homme arrivant d'un climat froid, peu électrique, et relativement sec, ne subira pas en venant dans un pays chaud, humide, chargé d'électricité, la même pathologie que l'indigène. Pour cet immigré, les quantités de chaleur, d'électricité, d'humidité, quoique physiquement les mêmes que pour l'indigène, seront, à cause de son origine, physiologiquement de beaucoup supérieures. Sa pathologie sera, par suite, différente. En étudiant la pathologie d'immigrés venant dans une région de moins en moins différente de leur pays d'origine, on trouvera la note exacte de l'action physiologique et pathologique de l'humidité, selon ses variations de quantité.

Ces considérations font pressentir une grande diversité de formes à des affections qui ont comme lien commun leur même origine, l'action de l'air humide sur l'organisme. Beaucoup d'entre elles peuvent paraître étrangères à d'autres, qu'il deviendra possible de grouper ensemble. Ces groupements faits, il sera facile d'énoncer les lois météorologiques et physiologiques qui en déterminent la prédominance dans un climat plutôt que dans un autre, chez une race de préférence à l'autre.

L'intérêt purement scientifique attaché à une telle étude mis à part, la prophylaxie et la thérapeutique pourront en tirer les données les plus précieuses. L'application de ces données paraît devoir être éminemment salutaire, si on songe que plus on se rapproche de la zone humide équatoriale, plus la vie de l'Européen devient précaire. Ses armées s'y fondent rapidement, ses tentatives de colonisation y échouent et se transforment en vrais désastres.

Pour ne pas embarrasser notre description, nous laisserons sans en parler les nombreuses affections secondaires dans lesquelles l'air humide joue un rôle. Le cadre de ce travail ne nous permet que de nous occuper de deux grands groupes de maladies qui dominent toute la pathologie des pays humides : 1° les affections rhumatismales, 2° les affections malariennes. La suite de nos recherches justifiera amplement, nous l'espérons, cette classification proposée. Nous couvrirons néanmoins notre opinion au sujet du rhumatisme par celle de Bouillaud : « La véritable cause déterminante ou occasionnelle de cette maladie, dit-il, consiste dans l'action du froid, *surtout humide* (1). » Le microscope et les discussions sur les miasmes paludéens ont occupé une trop grande place dans l'histoire des affections malariennes pour qu'on ait fait jouer à l'humidité de l'air un rôle appréciable dans leur genèse. Contentons-nous de rappeler que plus l'humidité de l'air est considérable, plus on a de chances pour rencontrer ces affections. Les pays, même chauds, où manque l'humidité, sont exempts d'impaludisme. Tel est le cas du Sahara.

Les brouillards de la Tamise détermineront des rhumatismes chez un Anglais. Ce même Anglais soumis aux brouillards du Gange contractera des fièvres pseudo-continues ou pernicieuses. Cet exemple indique le plan à suivre dans notre étude :

1° Savoir s'il y a quelques relations étiologiques entre le rhumatisme et la fièvre intermittente ;

2° Étudier l'influence de l'air humide sur l'indigène;

3° Étudier l'influence de l'air humide chez l'immigrant ;

4° Comparer l'influence exercée par l'humidité de l'air sur l'indigène en la comparant à celle qu'elle exerce sur l'immigré ;

5° Faire connaître l'influence des divers facteurs météorologiques sur la fréquence des maladies déterminées par l'air humide ;

6° Déterminer l'action physiologique et pathologique des éléments du climat, et par suite la variété des formes selon les climats.

Avant d'entrer en matière, nous tenons à dire que nous employons indifféremment les mots de malaria, impaludisme, fièvres telluriques, paludéennes, intermittentes, ma-

(1) Bouillaud. Traité du rhumatisme articulaire, p. 5. Paris, 1840.

remmatiques, etc., sans attacher aucun sens théorique à ces mots. Ce n'est qu'une simple étiquette destinée à nous permettre de grouper ensemble des maladies ayant une même allure pathologique.

CHAPITRE Ier.

Existe-t-il quelque relation de fréquence entre les affections rhumatismales et les affections paludéennes?

Les limites géographiques de ces deux groupes d'affections ne sont pas les mêmes. Les manifestations du rhumatisme s'observent jusque sous le cercle polaire. La fièvre paludéenne a des limites plus restreintes. Dans l'hémisphère boréal, on peut les figurer par une ligne partant en Amérique de l'île Vancouver, passant au sud de la baie d'Hudson, rejoignant la Suède vers le 60e degré de latitude nord, remontant plus à l'est jusqu'au 64e degré de latitude de façon à englober la Finlande. Cette ligne redescend ensuite jusqu'à Tobolsk en Sibérie pour finir au sud du Kamtchatka. Dans l'hémisphère austral, il n'y a guère que la Patagonie et la Terre-de-Feu en dehors des limites de la fièvre intermittente. Ce ne sont là que des frontières grossièrement tracées. Entre elles, et sous presque toutes les latitudes, nombre de localités sont à peu près indemnes de fièvre paludéenne. Dans ces régions vierges de malaria, le rhumatisme reste seul représentant des affections dues à l'air humide. En résumé, le rhumatisme et la fièvre intermittente ont deux cadres différents. Les chapitres suivants donneront la raison de ce fait.

Si le rhumatisme reste seul dans certaines localités, dans celles où se trouvent des fièvres intermittentes, il ne manque jamais. Ses rapports de fréquence varient avec ceux de la fièvre. Là où elle est rare, le rhumatisme l'est généralement. Frappe-t-elle une grande partie de la population, les cas de rhumatisme sont fort nombreux.

Voici quelques faits justificatifs. Nous ne parlons ici que des indigènes.

Les bouches du Danube sont fort malsaines. Les fièvres s'y observent en nombre considérable. Dans cette même région le rhumatisme se montre avec « une excessive fré« quence et une grande variété de symptômes articulaires, « musculaires et névralgiques. » (1).

Dans la partie moyenne de son cours, le Danube traverse la Hongrie. C'est également un pays parfaitement malsain. Cette insalubrité a même toujours défendu la nation hongroise de l'invasion germanique. Eh bien, le rhumatisme y est une des maladies les plus répandues. Pesth reçoit dans ses hôpitaux, sur 1,000 entrants, 55 fièvres paludéennes et 65,4 rhumatismes. A Vienne, la proportion des fébricitants est moindre, 29 pour 1,000 entrants. Celle des rhumatisants diminue de même, 35 pour 1,000.

Arrivons dans la région arrosée par le fleuve dans la première partie de son cours. Dans cette zone, l'impaludisme disparaît presque. C'est ainsi qu'on compte 6 fièvres intermittentes à Munich, 12 à Nuremberg, 11 à Tubingue, 3 à Wurtzbourg sur 1,000 malades. Le rhumatisme devient simultanément assez rare. Il y a 6 rhumatisants à Munich, 12 à Nuremberg, 11 à Tubingue, 3 à Wurtzbourg sur 1,000 malades.

Le tableau suivant est le résumé de statistiques faites dans les hôpitaux de diverses villes allemandes :

Sur 1,000 entrées pour toutes maladies, on en compte pour :

	Fièvre palud.	Rhum. articulaire (1)
Hambourg..........	3	45 Tüngel (2)
Hanovre...........	4	8,8
Breslau...........	8	28
Kiel..............	9	10,8
Brême.............	10,9	21,1 (ou 20 Roth) (3)
Berlin............	14,7	20 à 30
Dresde............	16	44 (Fiedler) (4)
Magdebourg........	20,7	31,9
Brunswick.........	21,7	32,2

(1) Les chiffres pour la fièvre intermittente et le rhumatisme sont empruntés à l'ouvrage déjà cité de M. Lombard (de Genève), sauf ceux en regard desquels nous avons mis des noms d'auteurs.

(2) Tüngel. Klinische Mittheilungen v. der med. Abtheilung der Allgm. Krankhauses in Hamburg, 1863.

(3) Roth. Haeser's archiv., t. Ier, p. 332.

(4) Fiedler. Statistische Mittheilungen über Rhumatismus articul. in arch. für Heilkunde, V, VII, 1866, p. 156-166.

Ce tableau et les chiffres précédents permettent de voir que les deux groupes d'affections *ab aere humido* ont une fréquence à peu près parallèle. C'est ainsi que les quatre villes qui ont le moins de fièvres ont le moins de rhumatismes; les quatre villes les plus chargées en fièvres voient leurs rhumatisants croître en proportion. Tandis que pour les quatre premières, on obtient une proportion moyenne de 6 fébricitants et de 23 rhumatisants sur 1,000 malades, cette proportion s'élève à 18 fébricitants et à environ 33 rhumatisants. En résumé, dans un pays ayant nombre de fièvres paludéennes, les affections rhumatismales occuperont une place proportionnelle. Dans la zone que nous avons passée en revue, les rhumatismes l'emportent en fréquence sur les affections malariennes, même à Vienne, à Pesth, situées au centre de contrées fort malsaines.

Le même fait se répète soit au nord, soit au sud de l'Europe. Ainsi, en Suède, on observe de nombreuses fièvres intermittentes dans deux localités, aux bords du lac Mœlar et vers Karlskrona. Eh bien, le rhumatisme y atteint une fréquence considérable. A Karlskrona, sur 1,000 malades, il y a 77 rhumatisants, 80 à Upsal, 55 dans la province du Mœlar (Lombard, de Genève).

Hippocrate (Aphorismes 21 et 23, 3e section) avait signalé la fréquence du rhumatisme en Grèce. C'est également dans ce pays qu'il a étudié les affections malariennes. On y rencontre beaucoup de fièvres aujourd'hui encore. Les rhumatismes y sont bien plus fréquents, surtout en hiver et au printemps. Ils se compliquent de lésions cardiaques.

Dans la vallée du Pô, les deux affections sont très-fréquentes. En Sicile, Ziermann a signalé les rhumatismes comme plus communs encore que les fièvres paludéennes.

Enfin, en Espagne, les points les plus insalubres sont précisément ceux où se rencontre le plus grand nombre de rhumatisants. Telles sont Valence, Malaga, Séville. A Malaga, sur 1,000 malades, il y a 51 rhumatismes. D'après Mac Gregor, qui accompagnait les troupes anglaises lors de la guerre de l'Indépendance, le rhumatisme s'observe aussi fréquemment en Espagne qu'en Angleterre. Même remarque pour le Portugal. Les bords du Tage sont hantés par la malaria. Sur 1,000 décès, on en compte 6 pour fièvres intermittentes, et 4,3 pour rhumatisme articulaire aigu. Cette simultanéité des deux groupes se retrouve sous tous les climats, chez toutes les races, autant qu'on peut en juger par les documents rares, et souvent incomplets, publiés par quelques médecins.

En Asie, chez les Indhous, rhumatismes et fièvres intermittentes sont d'une fréquence inusitée (Huilliet) (1). Ces rhumatismes « se compliquent tout aussi souvent d'endocardite et de péricardite que partout ailleurs (2). » D'après cet auteur, ce sont surtout les formes chroniques qui dominent. Les rhumatismes sont, avec les fièvres palustres, les principales affections de Goa (3).

A Shanghaï, le docteur Galle, sur 1,000 malades traités au dispensaire, a observé 104 paludéens (4); la proportion des rhumatisants y serait 59. A Amoy, on trouverait la proportion de 170 paludéens et 38,5 rhumatisants; à Hong-Kong 344 paludéens, 78 rhumatisants (Lombard).

Les affections des deux groupes présentent une grande fréquence chez l'indigène de l'archipel de la Sonde (Van Leent).

En Afrique, mêmes observations. Pendant la saison humide, le nègre contracte des rhumatismes ou des fièvres. En Sénégambie (5), à Segou (6), ces affections sont fort répandues. Sur la Côte-d'Or, sur 1,000 nègres malades, 500 ont des maladies telluriques. Les gonflements articulaires, les palpitations s'y rencontrent très-fréquemment. Pendant l'expédition contre les Achantis, le régiment noir a fourni 133 fièvres paludéennes sur 1,000 malades, et a été frappé « de fort nombreux rhumatismes articulaires » (Rochefort) (7). M. Brun, M. Féris (8) signalent le nombre remarquable

(1) Huilliet. Pondichéry, in Arch. de méd. navale, 1868, t. IX.

(2) Rochard. Loc. cit.

(3) Antonio Pinto Roquete Goa. In Arch. de méd. nav., t. IX.

(4) Galle. Shanghaï au point de vue médical. Th. de Paris, 1876.

(5) Thaly. Essai de topographie médicale du Haut-Sénégal. Arch. de méd. navale, 1867.

(6) Quintin. Contribution à la Géogr. méd. Extrait d'un Voyage au Soudan. Thèse de Paris, 1869.

(7) Rochefort. Étude médicale sur l'expédition contre les Achantis. Arch. de méd. navale, 1874.

(8) Féris. La Côte des Esclaves. Arch. de méd. navale, 1879.

d'affections articulaires et musculaires chez les indigènes de la Côte des Esclaves.

Dans le golfe de Biafra, l'île de Fernando Po est remarquable par ses brouillards compacts et son climat constamment surchargé d'humidité. D'après le docteur Malo, médecin militaire espagnol, le rhumatisme vient au second rang de fréquence. Le premier est réservé aux affections telluriques (1).

Les îles du Cap-Vert, Santiago et Mai en particulier sont mortifères. Le rhumatisme y est répandu au point que les nécropsies pratiquées par le docteur Hopffer lui ont presque toujours révélé des traces de complications cardiaques. On estime que les trois quarts des habitants sont rhumatisants (2).

En Amérique, on signale la fréquence simultanée des deux affections chez l'indigène des Guyanes (Laure, Van Leent). La malaria domine toute la pathologie brésilienne, dit M. Bourel-Roncière. Le rhumatisme est très-fréquent au Brésil (Sigaud). Ces maladies y occupent le premier rang parmi les affections chroniques (Rochard).

« La ville de Saint-Pierre de Martinique n'a rien de paludéen », dit M. Rufz de Lavison. Le même auteur y signale la rareté du rhumatisme. Dans le cours de sa pratique médicale, il ne s'est rencontré que quatre cas de rhumatismes semblables à ceux d'Europe (3). A la suite des courants d'air, on y observe assez souvent des douleurs vagues sans fièvre.

La multiplicité de ces faits nous semble suffisante pour entraîner les convictions. Nous avons pris soin d'indiquer les sources auxquelles nous avons puisé nos exemples. Il est facile de les contrôler. La conclusion de ce chapitre pourra se formuler ainsi : *Dans tout pays, chez l'indigène le rhumatisme subit des variations de fréquence parallèles à celles des fièvres paludéennes.*

(1) Quétan. Campagne de l'*Ariège* sur la côte occid. d'Afrique. Ibid., 1868, t. IX, et Luis Inglesias y Pardo, Fernando-po, ibid. 1878.

(2) Hopffer. Topographie de l'île de Mai, ibid., 1877.

(3) Rufz de Lavison. Chronologie des maladies de la ville de Saint-Pierre. Ibid., 1869.

Chapitre II.

Fréquence et formes des affections paludéennes et rhumatismales selon les CLIMATS, *chez* L'INDIGÈNE.

A. *Impaludisme.* Quand on étudie la répartition de l'impaludisme à la surface du globe, en tenant compte des formes revêtues par ses manifestations, celles-ci paraissent d'une façon générale présenter une gravité décroissante à mesure que la température du lieu baisse.

Les types les plus redoutables se rencontrent dans les régions voisines de l'équateur. C'est ainsi que l'indigène des îles de la Sonde succombe parfois aux formes pernicieuses; les fièvres rémittentes ne sont pas rares chez lui. L'Indo-Chinois est dans le même cas. Clark cite une épidémie de fièvres rémittentes à la suite de laquelle 80,000 natifs succombèrent à Calcutta en 1770. La fièvre rémittente existe aussi chez le nègre. C'est une affection assez commune encore dans tout le bassin de la Méditerranée.

Dans l'Europe méridionale, les fièvres rémittentes deviennent plus rares ; les fièvres pernicieuses constituent l'exception. C'est le type quotidien qui domine; plus au nord, c'est le type tierce. Ainsi, à Vienne, on l'observe 42 fois sur 100 ; à Stockolm 62 fois. En Allemagne le type quarte se rencontre 20 fois sur 100 malades. Enfin sur le littoral de la Baltique et de la mer du Nord, souvent l'impaludisme ne se manifeste plus que par la cachexie. La fièvre devient exceptionnelle.

Tout ce qui se rattache aux variations de gravité de l'impaludisme, selon les climats, a été souvent étudié. Ce sont faits bien connus. Inutile de les appuyer par la citation de documents nombreux.

B. *Rhumatisme.* Les formes du rhumatisme varient-elles, comme celles de l'impaludisme *avec le climat* ? Nous venons de voir le rhumatisme subir des variations de fréquence parallèles à celles des fièvres paludéennes. Subit-il des variations de gravité également parallèles ? La question n'a pas encore été abordée ; aussi la pénurie des documents en rend-elle la solution difficile. Les statistiques qui pourraient servir de base sont des plus vagues. On confond ensemble le rhumatisme musculaire et le rhumatisme articulaire. Beaucoup font figurer les névralgies rhumatismales parmi les affections nerveuses. Quant aux localisations rhumatismales sur divers appareils (encéphale, cœur, poumon, etc.), on les confond naturellement avec les maladies de ces appareils sans en spécifier la nature spéciale. Enfin, si on retranche du rhumatisme beaucoup de manifestations qui lui appartiennent, on lui en ajoute souvent avec lesquelles il n'a rien de commun. Telle est la goutte, telles sont les diverses arthrites. La valeur des statistiques ayant trait au rhumatisme est donc fort contestable. Nous y aurons recours le moins possible, et reproduirons à leur défaut les descriptions de médecins ayant séjourné dans ces climats. Nous commencerons par les zones froides.

Les équipages employés aux explorations polaires ont tous souffert de douleurs rhumatismales. Grande tendance de celles-ci à la récidive et à la chronicité. *Aucun cas de rhumatisme articulaire aigu.*

Au Groënland, Kane a souffert de douleurs rhumatismales. D'après M. Nielly, aux îles Saint-Pierre et Miquelon, « quoiqu'il ne figure pas au tableau des décès, le rhumatisme avec ses manifestations diverses prédomine dans le cadre nosologique. Pendant le dernier semestre de 1863, les névralgies, les douleurs musculaires, en particulier des muscles du cou, le rhumatisme apyrétique mono et biarticulaire, enfin le rhumatisme articulaire ou musculaire aigu ou généralisé ont sévi avec une fréquence exceptionnelle » (1).

En Islande, le docteur Finsen n'a rencontré dans sa pratique que 20 cas de *rhumatisme articulaire aigu*. Par contre, les formes chroniques y présentent, en même temps que la plus grande variété, la plus grande fréquence. De même aux îles Feroe; d'après M. Manicus, le rhumatisme y existe à peu près chez tout le monde. Presque toujours il est chronique. Ses diverses formes les plus fréquentes sont les paralysies, les coliques, les sciatiques et autres névralgies, le lumbago, les troubles dyspeptiques. En Norwège, le rhumatisme articulaire aigu et surtout les affections cardiaques

(1) Ch. Nielly. Note sur la mortalité à l'île Saint-Pierre pendant l'année 1863, in Archives de médecine navale, 1864, t. I.

sont rares, de même en Suède. Le nord de la Russie, la Sibérie sont dans les mêmes conditions. D'après une statistique reproduite par M. Lombard (de Genève) dans sa *Géographie médicale*, au Kamtchatka, on observait une proportion de 196 affections rhumatismales pour 1,000 malades. Ces affections n'auraient déterminé qu'une mortalité de 2 pour 1,000 rhumatisants. Dans l'Europe occidentale, la mortalité, pour cette cause, est de 10 à 15 décès pour 1,000.

Dans l'Amérique russe, on observe des douleurs rhumatiques par le vent du sud-ouest. Ce vent rappelle par ses caractères le sirocco.

En résumé, dans cette zone froide, le rhumatisme est une affection fréquente, il est vrai, mais à manifestations essentiellement légères. On ne peut le comparer qu'à cette cachexie qui frappe l'habitant des pays marécageux septentrionaux, sans lui occasionner de fièvres bien caractérisées. La mortalité est à peu près nulle. C'est ainsi que sur 1,000 décès pour toutes causes, on en compte par rhumatisme 0,8 en Islande, 2 en Norwège, 0,4 à Pétersbourg (Lombard, de Genève).

Les pays qui occupent la zone tempérée de l'Europe présentent une grande fréquence de rhumatismes. Ils doivent au gulf-stream, en même temps que la douceur du climat, une humidité notable.

La fréquence des manifestations du rhumatisme dans le Royaume-Uni est bien connue. Il y apparaît bien souvent sous ses formes aiguës. Plus la population est soumise à l'influence du gulf-stream, plus sa pathologie est dominée par les affections rhumatismales. Sous ce rapport, l'île de Wight est célèbre avec toute sa population rhumatisante. A Londres, le rhumatisme est aussi d'une fréquence déplorable. Sur 1,000 malades, on compte dans ses hôpitaux de 100 à 115 rhumatisants. La proportion descend à 97 dans le nord de l'Angleterre, à 90 en Écosse. Dans le sud de ce pays, la mortalité est proportionnellement plus élevée que dans le nord. C'est ainsi que sur 1,000 décès pour toutes causes, le rhumatisme en occasionne 5 ou 6 à Londres, 3 ou 4 dans toute l'Écosse. A Edimbourg et à Glascow, la proportion n'est que de 2 à 2,5.

Le climat de la Hollande présente d'assez considérables

analogies avec celui de l'Angleterre méridionale. Sur 1,000 décès, le rhumatisme articulaire aigu détermine 4 décès, et les formes chroniques 3 décès. On obtient donc une mortalité par rhumatisme fort voisine de celle de la Grande-Bretagne.

En Danemark, le climat est intermédiaire entre celui de la Hollande et de la Scandinavie. Les affections rhumatismales s'y rencontrent en plus grand nombre. Les formes chroniques, d'après M. Otto, sont les plus répandues. « La durée est longue, mais les métastases sont exceptionnelles. » Là, sur 1,000 décès, on en compte 4 par rhumatisme articulaire aigu, 2 par rhumatisme chronique : au total 5 décès par maladies rhumatismales.

A Riga, sur 1,000 malades, 80 rhumatisants, et sur 1,000 décès, 3 à 4 par rhumatisme.

En résumé, nous venons de parcourir une seconde zone, où le rhumatisme occupe une grande place dans la morbidité. Par contre, il compte pour peu dans la mortalité générale, puisque sur 1,000 décès il n'en occasionne que de 3 à 6. Cette proportion est néanmoins plus forte que celle signalée dans la zone septentrionale.

Dans l'Europe centrale, le rhumatisme revêt souvent la forme articulaire aiguë. On peut assimiler cette forme aux fièvres intermittentes. Les formes viscérales (cérébrales, thoraciques, etc.), que l'on peut rapprocher des fièvres pernicieuses, deviennent assez fréquentes. D'après M. Besnier, on observerait dans les hôpitaux de Paris une moyenne de 30 à 40 rhumatismes articulaires aigus sur 1,000 malades, et sur 100 rhumatismes 3 ou 4 formes cérébrales (1). J'ai calculé que pendant les années 1875, 1876, 1877, l'armée française à l'intérieur avait fourni une moyenne de 52 à 53 rhumatismes articulaires aigus sur 1,000 entrées aux hôpitaux. Le rhumatisme occupe donc dans la morbidité de notre pays une place moindre peut-être que dans le nord de l'Europe, mais sa gravité augmente. En effet, ces rhumatismes, quoique moins fréquents, figurent dans la mortalité générale avec une proportion de 10 décès pour 1,000. Si on évalue la gravité de l'affection en rapportant les décès aux malades, on

(1) Besnier. Article Rhumatisme, in Dictionnaire encyc. des sc. méd.

trouve que sur 1,000 rhumatisants militaires il en succombe 9 ou 10 (1875-1878), sur 1,000 rhumatisants traités dans les hôpitaux de Paris 16,5 (1868-69-72-73). (Besnier.)

Si, quittant la France, nous pénétrons en Suisse, nous y trouvons un climat spécial, un climat d'altitudes. Devant étudier comparativement l'influence des altitudes sur la malaria et le rhumatisme, nous en parlerons peu. Nous ferons remarquer seulement que, grâce à l'influence des montagnes, les rhumatismes deviennent moins graves. A Genève, il y a 40 rhumatismes articulaires sur 1,000 malades, mais 2,3 décès seulement sur 1,000 décès généraux ; à Berne, la proportion est de 4,7 décès par rhumatisme aigu ou chronique, de 3 à Bâle et à Glaris.

A mesure que nous pénétrons au sud de l'Europe, les renseignements deviennent moins précis. L'armée piémontaise aurait fourni de 1834 à 1843, en moyenne, 27 décès par rhumatisme sur 1,000 décès généraux (Boudin) (?)

A Buda-Pesth, il y aurait 65 rhumatisants sur 1,000 malades, 96 à Astrakan. En Roumanie, dans la péninsule des Balkans, en Grèce, comme nous l'avons signalé, le rhumatisme frappe une grande partie de la population. Sa gravité est augmentée. Ainsi, à Constantinople, sur 150 rhumatismes articulaires aigus, on aurait observé 16 fois des complications cérébrales, 50 fois des complications cardiaques, ce qui donne une proportion de 10 rhumatisants cérébraux et de 33 rhumatismes cardiaques pour 100 rhumatisants. A Paris, la proportion des formes cérébrales est de 3 à 4 pour 100, des formes cardiaques de 15 à 20 pour 100 rhumatisants (Besnier). Plus au nord, à Hambourg, d'après un travail de Tüngel, 100 rhumatisants fourniraient 0,6 formes cérébrales et 23 formes cardiaques (1858-1859) (1).

Dans cette troisième zone, plus on se rapproche du sud, plus la gravité du rhumatisme s'accroît. Ses formes les plus redoutables acquièrent une fréquence notable, alors que dans la seconde zone elles ne se rencontraient que par exception.

Nous ne quitterons pas l'Europe sans faire ressortir l'influence des variations de l'humidité sur la fréquence du rhumatisme. Le climat continental de l'Allemagne suppose une

(1) Tüngel. Klin. Mittheilungen von der medic. Abtheilung des Allgm. Krankhauses in Hamburg. Hamburg, 1860 et 1861.

fréquence peu considérable du rhumatisme. La statistique corrobore cette probabilité. Ainsi, sur 1,000 malades, on compte 30 rhumatismes articulaires à Berlin, Magdebourg, Brunswick; de 25 à 30 à Vienne, Dantzig, Breslau; 20 à Brême, Kœnisberg; 15 Berlin (Charité), Hanau, Nuremberg, Carslrhue, Tubingue; 10 ou 11 à Würtzbourg, Kiel; 9 à Wiesbaden, Stettin, Munich, Hanovre; 7 à Marbourg. Une si faible porportion doit entraîner une mortalité peu considérable. Voilà les chiffres que j'ai relevés à ce sujet. Sur 1,000 décès généraux, Francfort en a 4 ou 5 par rhumatisme, Brunswick 4; Mayence et Cassel 3; Berlin n'en compte que 1,1 (Charité), Breslau 1,2, Vienne 0,9. La fréquence et la gravité du rhumatisme diminuent donc avec le degré d'humidité de l'air.

Hors d'Europe, l'absence de documents rend la démonstration plus malaisée encore. Nous avons déjà dû, dans le chapitre précédent, en reproduire une partie. Les exemples que nous avons exposés ont mis la fréquence de cette affection hors de doute. Le rhumatisme est signalé comme très-grave en Asie, et en particulier dans l'Indoustan. En Arabie, d'après le voyageur Palgrave, la diathèse rhumatismale sous ses formes les plus graves accable les indigènes. Cet auteur signale chez eux la fréquence des affections cardiaques, des hydropisies, des névralgies de toutes sortes.

Les autopsies de M. Hopffer, dont nous avons parlé, lui ont révélé la fréquence exceptionnelle des complications cardiaques (péricardites et endocardites). Dans sa thèse inaugurale, M. Carbonel donne une observation de rhumatisme articulaire terminée en quatre jours par la mort après avoir pris la forme cérébrale. Cet observateur pense que le rhumatisme est beaucoup plus dangereux au Sénégal qu'en Europe (1).

Dans l'Afrique orientale, les affections rhumatismales font également de nombreuses victimes parmi la population indigène. Le docteur Livingstone l'affirme très-catégoriquement. Au Manyema, dit-il, « les rhumatismes sont également très-communs et enlèvent les indigènes. Les Arabes

(1) Carbonel. De la mortalité actuelle au Sénégal. Thèse de Paris, 1873.

les redoutent beaucoup » (1). Il cite un cas de rhumatisme rapidement terminé par la mort chez une jeune femme (2). Les serviteurs nègres du grand explorateur, après la marche pénible qui précéda sa mort, furent presque tous affectés de douleurs aux membres et à la figure. Cette affection s'accompagnait de prostration allant, chez quelques-uns, jusqu'à l'incapacité absolue de se mouvoir. Il y eut plusieurs décès à la suite.

M. Hartmann, qui a aussi voyagé dans l'Afrique centrale, dit : « Les rhumatismes, aussi bien ceux des muscles que ceux des articulations, qui sont compliqués de *graves* maladies de cœur, sont *très-fréquents*, surtout dans le Soudan oriental » (3).

En Guyane, M. Cotholendy aurait observé 36 rhumatismes articulaires aigus ; un cas se serait terminé par la mort. Ce serait une proportion de 28 décès sur 1,000 rhumatisants, supérieure à ce qu'on observe en France.

Sur 1,000 décès, 5,7 sont occasionnés par le rhumatisme dans les États du Nord de l'Union américaine, 7,3 dans le sud (Lombard, de Genève). « La fièvre typhoïde et le rhumatisme occasionnent beaucoup de décès dans la race colorée » dans les États du Sud (Rey) (4).

A Cuba, sur 1,000 décès, 20 sont occasionnés par maladies du cœur.

En résumé, le rhumatisme paraît assez nettement croître en gravité à mesure que l'on arrive dans un pays plus chaud. Ici, on pourrait, par comparaison, poser la question suivante : puisque les fièvres paludéennes arrivent sous l'influence du climat à revêtir des caractères tels qu'elles diffèrent totalement des formes que nous observons dans nos pays, ne pourrait-il pas en être de même du rhumatisme ? Déjà en France même, on a signalé des observations où la fluxion articulaire pouvait manquer. Le rhumatisme abarticulaire est une forme bien connue, ses variations ont été décrites d'une façon minutieuse. La chorée, l'angine rhumatismale, le rhu-

(1) Livingstone. Dernier journal, t. II, p. 70. Trad. Loreau. Paris, 1876.

(2) Ibid. p. 94.

(3) Hartmann. Les peuples de l'Afrique, ch. XII. p. 245. Paris, 1880.

(4) Roy. Article Géographie médicale. Dictionnaire de médecine et de chirurg. pratiques.

BIBLIOTHÈQUE NATIONALE R.F.

matisme spinal, etc., peuvent s'observer seuls. Ce qui ne se rencontre qu'assez rarement dans notre milieu, ne pourraît-il pas être beaucoup plus fréquent dans un autre milieu, de même que les fièvres rémittentes, exception dans le nord de l'Europe, constituent la règle de l'autre côté de la Méditerranée ?

La question posée, il y a lieu d'apporter des faits destinés à la trancher. En voici quelques-uns. Les fluxions, quelle qu'en soit la nature, se localisent sur l'appareil qui fonctionnait le plus, lorsqu'elles se sont produites. En vertu de cette loi, il est fort admissible que l'appareil gastro-intestinal, si rarement touché chez nous, le sera davantage daus les pays chauds. On peut expliquer de la sorte ces douleurs abdominales assez fréquentes chez le noir. A Madrid, on observe également une sorte de colique rhumatismale d'un caractère particulier. Beaucoup de dysenteries chez le nègre doivent être assimilées à cette épidémie de dysenterie rhumatismale observée par Stoll en 1776, année où le rhumatisme a revêtu exceptionnellement cette forme dans un pays tempéré.

On sait combien l'appareil pulmonaire est sensible aux variations de température chez les habitants de la zone torride. Or, dans le Haut-Sénégal, M. Thaly a observé chez les noirs, pendant l'hivernage, une pneumonie spéciale. Il l'appelle *pneumonie galopante* (1). Ses symptômes sont identiquement ceux de la pneumonie rhumatismale.

Dans beaucoup de pays chauds on a décrit une affection qui ne semble être qu'un *rhumatisme spinal.* Il s'agit « d'individus qui, s'étant couchés pleins de santé, n'ont pu, à leur réveil, faire usage de quelques-uns de leurs membres. Le siège de la paralysie varie beaucoup : elle affecte le plus fréquemment les membres inférieurs, après eux les extrémités supérieures, et quelquefois les unes et les autres en même temps. D'autres fois, elle a déterminé une mort subite par l'atteinte qu'elle a portée sur les organes vitaux, les muscles respiratoires, le diaphragme, et peut-être le cœur » (2).

(1) Thaly. Essai de topographie médicale du Haut-Sénégal. Archives de médecine navale, 1867.

(2) Stormont. Essai sur la topographie médicale de la côte occident. d'Afrique. Th. Paris, 1822.

M. Proust (1) signale une affection toute semblable qui a frappé un grand nombre d'indigènes de l'île des Pins (Nouvelle-Calédonie), en 1848, *année pluvieuse.* C'était une paralysie, le plus souvent partielle, atteignant successivement diverses parties du corps, quelquefois générale d'emblée. L'affection survenait spontanément; après une durée variable, disparition sans laisser de traces. M. Le Borgne (2) a également observé aux îles Gambier une affection très-répandue, appelée par les indigènes « *cohivi* ». Ce sont des douleurs lombaires et spinales d'un caractère particulier, « gravatives, s'irradiant dans les côtés, gagnant rarement les membres inférieurs, remontant le plus souvent la colonne vertébrale, avec points plus douloureux vers les deux épaules et souvent accompagnées de douleurs céphalalgiques continues ».

Il semble que ces trois types de maladies ne soient que les différents degrés, en commençant par les plus graves, d'une forme spinale du rhumatisme, survenant chez les indigènes exposés à l'humidité. Peut-être aussi, cette sorte de myélite observée si souvent sur la côte orientale d'Afrique, au Mozambique en particulier, n'est-elle que la forme chronique de ce rhumatisme spinal.

Il est une autre forme spinale, bien connue, que beaucoup d'analogies peuvent faire classer parmi les affections rhumatismales, c'est le tétanos. Voici certaines particularités propres aux affections rhumatismales que l'on retrouve dans le tétanos. D'abord on ne découvre qu'exceptionnellement des lésions anatomiques : celles-ci n'existent que dans les cas de tétanos ayant eu une certaine durée. Des congestions de la moelle les déterminent, car le tétanos est une maladie congestive comme les maladies rhumatismales. Comme elles, il présente une succession d'exacerbations et de rémissions peu régulières. On trouve chez un tétanique une température généralement excessive (40°, 41°, 42°) comme dans les cas de rhumatismes viscéraux, du rhumatisme cérébral en particulier. L'incontinence sudorale, si fréquente chez les

(1) Proust cité par Rey. Art. GÉOGRAPHIE MÉDICALE, p. 255, diction. de méd. et de chirur. pratiques.

(2) Le Borgne. Géographie médicale des îles Gambier. Th. Paris, 1872.

rhumatisants, ne l'est pas moins chez les tétaniques. Je ne sais si on a observé chez l'homme la survenance du tétanos au milieu d'accidents rhumatismaux. Sur six observations de rhumatismes compliqués d'endo-péricardite chez le cheval, M. Griolet en rapporte deux dans lesquelles le tétanos s'est montré après les accidents rhumatismaux articulaires. Dans l'une, l'animal a guéri après une sudation abondante. Dans l'autre, le tétanos est survenu après la péricardite. Le cheval est mort (1).

Outre les points de contact cliniques, il se trouve de nombreux points de contact étiologiques. Le tétanos présente chez l'indigène son maximum de fréquence et de gravité dans les contrées où, pour l'Européen, les fièvres paludéennes atteignent elles aussi leur maximum de fréquence et de gravité. Dans les climats septentrionaux, pays à manifestations rhumatismales légères, le tétanos est assez rare, et en tous cas beaucoup moins dangereux que dans les pays chauds. Dans ces derniers pays, l'Européen, presque exempt de tétanos, succombe aux attaques de l'impaludisme (nous verrons bientôt qu'il possède la même immunité à l'égard des affections rhumatismales). L'indigène réfractaire à l'impaludisme meurt très-fréquemment de tétanos. C'est toujours pendant la saison des pluies que le tétanos et les fièvres paludéennes font le plus de victimes. Enfin, de tous les âges, c'est celui de l'enfance qui est le plus sensible à l'impaludisme. Villermé avait déjà noté que jusqu'à l'âge de dix-huit ans, l'influence des marais était le plus à craindre (2). Cette condition est même le plus grand obstacle à l'acclimatement des Européens dans la plupart des pays chauds. Ainsi, sur la côte occidentale d'Afrique, « les enfants des Européens se développent bien jusqu'à la dentition, mais à cette époque ils sont atteints souvent d'accès intermittents, dont les récidives amènent l'hypertrophie de la rate et des troubles de l'estomac et de l'intestin ; alors ces enfants sont pris de cachexie et ne tardent pas à succomber si on ne les envoie pas dans un climat meilleur » (3). Chez les

(1) Griolet. Du rhumatisme articulaire progressif compliqué d'endopéricardite chez le cheval. Écho vétérinaire, déc. 1879.

(2) Influence des marais sur la vie. Annales d'hygiène, t. XI.

(3) Rey. Loc. cit.

nègres qui échappent à l'impaludisme, les enfants nés pendant la saison fraîche sont enlevés par le tétanos (1). Le parallélisme de ces deux affections chez deux groupes humains différents mérite de fixer l'attention. Il se passe là identiquement ce que nous avons relevé pour les relations de fréquence entre le rhumatisme et l'impaludisme, selon qu'on l'étudie chez l'immigré ou chez l'indigène. L'Afrique est peut-être la terre où le tétanos fait le plus de ravages, aussi bien chez l'adulte que chez le nouveau-né. C'est également la terre habitée par les races dites réfractaires à l'impaludisme. On l'observe chez les indigènes réfractaires à l'impaludisme dans les pays malsains. A Rio, par exemple, sur 1,000 décès, 32 sont occasionnés par le tétanos. Bajon a signalé les ravages causés par le tétanos dans nos colonies des Guyanes (2). Plus récemment, M. Van Leent insiste également sur la fréquence de cette affection dans la Guyane hollandaise. « Ce n'est pas seulement, dit-il, cette forme de maladie qui attire notre attention : c'est plutôt le fait que beaucoup d'enfants de race noire ou colorée y succombent. L'affection n'offre pas toujours les symptômes de tétanos. Elle se présente aussi souvent sous le rapport de spasmes que de trismus. Une forte fièvre l'accompagne. Il y a perte de connaissance. La maladie se présente sous forme d'accès dont le premier est souvent mortel » (3). L'auteur tend à rattacher cette affection à l'impaludisme. Si la race indigène n'échappe pas à l'impaludisme, le tétanos cesse de faire partie de sa pathologie. L'Annamite est très-souvent atteint d'affections paludéennes. Chez lui, le tétanos est fort rare (Morice) (4).

Cette maladie croît avec l'intensité de l'impaludisme dans une région, et diminue simultanément. Dans les localités, même équatoriales, où les fièvres intermittentes sont rares, les races colorées elles-mêmes ne succombent pas au

(1) Chassaniol.

(2) Bajon. Mémoire pour servir à l'histoire de Cayenne et de la Guyane française. Paris, 1777.

(3) Van Leent. Les possessions néerlandaises aux Indes occidentales Arch. de médecine navale. Paris, 1880.

(4) Morice. Quelques mots sur la pathologie des indigènes de la Basse-Cochinchine. Revue d'anthropologie, 1875, t. IV, p. 447.

tétanos. Cela a lieu à Saint-Pierre-de-Martinique (Rufz de Lavison). M. Moinet a remarqué la rareté de cette affection dans celles des Antilles dont le sol est sec (Désirade, Barthélemy, Saint-Martin, les Saintes), sa fréquence partout ailleurs (1). Même observation aux îles du Salut, à côté de la Guyane (2). Ces divers points indemnes sont situés cependant au milieu des régions où le tétanos est grave et fréquent.

Ces nombreux points de contact nous permettent de ne voir dans le tétanos qu'une forme de rhumatisme articulaire.

Conclusion : 1° chez l'indigène les affections rhumatismales sont beaucoup plus fréquentes qu'on ne le supposait dans les zones chaudes ; 2° comme pour l'impaludisme, leurs formes revêtent un caractère de gravité d'autant plus accusé que l'influence de la chaleur humide s'accuse davantage.

Chapitre III.

Fréquence et formes des affections paludéennes et rhumatismales, selon les CLIMATS, *chez l'*IMMIGRÉ.

L'influence de l'air humide sur la pathologie de l'indigène une fois connue, il est nécessaire d'étudier son action chez l'immigré. Nous commencerons par l'étude des variations de fréquence et de gravité des affections rhumatismales chez l'immigré, puis nous ferons un examen semblable pour les affections paludéennes.

1° *Migration dans une zone plus froide.* L'Européen, en se dirigeant au nord, est exposé aux formes légères du rhumatisme. Nous rappellerons à ce sujet les faits dejà cités au chapitre II. L'influence d'un milieu plus froid semble accroître quelque peu la fréquence des affections rhumatismales : elle en diminue certainement la gravité. La pathologie des îles de Terre-Neuve, de Saint-Pierre et de Miquelon peut être invoquée à l'appui de cette dernière proposition. Le rhumatisme y est d'une fréquence excessive, mais ce n'est pas là un fait général. C'est ainsi que tandis que l'on compte sur 1,000

(1) Moinet. De l'influence des climats chauds sur le traumatisme chez l'Européen. Thèse Montpellier, 1866.

(2) Sanquier. Quelques mots sur le tétanos. Th. Paris, 1869.

malades 87,6 rhumatisants à Terre-Neuve, on n'en rencontre que 45 au Canada, 49 en Acadie. Rappelons que les proportions sont 97 dans l'Angleterre septentrionale, 80 à Manchester, 100 à 115 à Londres. La statistique paraît se prononcer en faveur de la zone froide. Terre-Neuve et l'Acadie sont cependant des pays brumeux.

Les côtes de Chine ont un climat excessif : chaleur extrême l'été, froid rigoureux l'hiver dans le nord de l'empire. Les Anglais y ont des garnisons composées de nationaux et de cipayes. La transition est beaucoup plus considérable pour ces derniers, venus d'un pays tropical. Or, sur 1,000 hommes d'effectif, les soldats anglais envoient à l'hôpital 64 rhumatisants et les cipayes 227 (Boudin). A Hong-Kong la proportion est de 30 rhumatisants chez les soldats européens, 78 chez les asiatiques ; à Nangasaki, la proportion est de 62 rhumatisants sur 1,000 soldats anglais.

Les troupes nègres employées par les Anglais à l'île Maurice, climat relativement froid pour elles, y contractent 82,4 rhumatismes pour 1,000 d'effectif (1). C'est une proportion voisine de celle observée sur les Anglais allant à Terre-Neuve.

En résumé, la fréquence des affections rhumatismales semble accrue par l'émigration dans une zone plus froide. Leur gravité doit être diminuée si nous tenons compte des observations faites dans le précédent chapitre.

Ce qui est mieux connu, c'est l'immunité conférée contre les affections paludéennes par les migrations dans une zone plus froide. Le rapatriement des cachectiques est devenu presque une pratique vulgaire. Dans toute contrée, on a depuis longtemps remarqué que l'ouvrier venant d'une zone plus chaude et plus humide résistait mieux aux influences paludéennes que les natifs eux-mêmes. Les nègres originaires de la Guinée sont remarquables sous ce rapport. L'immigration des travailleurs annamites, chinois ou hindous dans certaines colonies est une application de cette loi étiologique.

Sans même sortir du pays, les affections paludéennes diminuent de fréquence et les impaludés s'améliorent à la suite

(1) Boudin. Traité de géographie et de statistique méd. Paris, 1857.

d'un simple abaissement de la température du lieu. « A Rome, le rétablissement des masses était frappant; à peine arrivions-nous à la fin de décembre, que le masque de l'anémie commençait à disparaître chez la plupart de nos malades : en deux ou trois mois, ils avaient repris les attributs de leur santé normale, et jusqu'au mois de juillet suivant, époque d'explosion d'une nouvelle épidémie, souvent rien ne venait trahir l'influence sur leur santé d'une diathèse persistante » (1). Ce qui se passe à Rome se répète dans tous les pays chauds paludéens.

2° *Migration dans une zone plus chaude.* — A. *Rhumatisme.* Les effets de l'émigration dans une zone plus chaude sur la genèse du rhumatisme et sa fréquence sont fort mal connus. Nous allons reproduire, en suivant l'ordre climatologique, les statistiques que nous avons trouvées. Au premier abord, c'est un véritable chaos. On trouve côte à côte des chiffres absolument différents. En les groupant par catégorie, nous essayerons de déduire les lois qui déterminent la fréquence plus ou moins considérable du rhumatisme chez l'immigré, dans des pays en apparence identiques.

Dans la région méditerranéenne, nous voyons que 1,000 hommes de l'armée anglaise ont à Gibraltar 44 rhumatisants, 49 à Malte, 35 aux îles Ioniennes. D'après la statistique médicale de l'armée française pendant les années 1875, 1876, 1877, on trouve que 1,000 hommes envoient par an en Algérie 8,2 rhumatisants à l'hôpital, 2,9 à l'infirmerie, soit au total 11,1 rhumatisants. Dans certains points de l'Algérie, les affections rhumatismales semblent être d'une fréquence notable. « En définitive, j'ai vu à Constantine parmi les Européens plus de rhumatismes qu'en France » (2).

Pour l'hémisphère austral, voici quelques statistiques ayant trait à des pays d'un climat semblable à celui de la Méditerranée. Au Cap de Bonne-Espérance, d'après M. Armand, la fièvre rhumatique est de toutes la plus fréquente (3). Livingstone, Anderson et les autres explorateurs signalent

(1) Léon Colin. Traité des fièvres intermittentes. Paris, 1870.

(2) Deleau et Ferrus. Constantine. Recueil de mémoires de méd. et chir. milit., 1842, p. 265.

(3) Armand. Lettres de l'expédition de Chine.

les rhumatismes et les maladies de cœur parmi les affections prédominantes de l'Afrique centrale (1). Dans son Traité de géographie médicale, M. Lombard insiste également sur cette fréquence exceptionnelle. 1,000 hommes de troupes blanches fourniraient dans cette colonie une proportion de 59 entrées à l'hôpital pour rhumatismes articulaires (1822-1824) (Boudin) (2).

L'Australie rappelle par son climat le Cap de Bonne-Espérance. Le nombre de rhumatisants y est à peu près semblable. M. Marcet dit : « Au Queensland, même les hommes les plus robustes souffrent de douleurs rhumatismales » (3). En Nouvelle-Galles du Sud, en Victoria, les proportions sont pour le moins aussi élevées. Pour les hommes de troupes, la proportion des rhumatisants varie entre 40 et 81 pour 1,000. Sur 1,000 malades entrant aux hôpitaux, on compte 77 rhumatismes (Lombard).

Mêmes remarques pour le bassin de la Plata. A Montevideo, d'après M. Saurel, le rhumatisme sous toutes ses formes est excessivement fréquent. Les douleurs névralgiques et les paralysies rhumatismales ne s'observeraient nulle part aussi souvent (4). Sur 1,000 décès généraux, 5 ou 6 (5,8) sont annuellement occasionnés par le rhumatisme, et 47,2 par les affections organiques du cœur et des gros vaisseaux. Ce sont des proportions supérieures à celles que l'on rencontre dans la brumeuse Angleterre.

Au Chili, à latitude égale, les affections rhumatismales et névralgiques, dit M. Lafargue, sont nombreuses et variées. « Valparaiso est en quelque sorte leur climat de prédilection... Les maladies des gros vaisseaux et les affections organiques du cœur sont beaucoup plus répandues au Chili qu'en Europe. » M. Savatier a publié dernièrement le relevé des malades admis à l'hôpital militaire de la Charité

(1) Süd-Afrika in Jahre, 1858. Petermann's geog. Mittheilungen, 1858.

(2) Boudin. Loc. cit.

(3) Marcet. Notice sur la province de Queensland. Société de géographie de Genève, 1861.

(4) Saurel. Essai d'une climatologie médicale de Montevideo et de l'Uruguay.

à Valparaiso pendant l'année 1877-1878 (1). D'après cette statistique, on trouve pour 1,000 entrées pour toutes maladies 134 rhumatismes. Si on retranche du nombre des maladies les affections chirurgicales et syphilitiques, on obtient la proportion de 285 rhumatismes pour 1,000 affections médicales !

Voici maintenant des renseignements que nous avons trouvés sur d'autres pays chauds situés plus près de l'équateur que les précédents. Chapotin signale la fréquence des maladies du cœur et des gros vaisseaux, ainsi que des rhumatismes à l'île de France (2). D'après Boudin, 1,000 soldats y fourniraient par an 46 entrées à l'hôpital pour rhumatisme (1818-1836). Pour une période plus récente, M. Lombard donne la moyenne de 37,2. Les affections rhumatismales seraient non moins fréquentes à l'île de la Réunion « chez les Européens non acclimatés surtout » (3). A Ceylan, on trouve sur 1,000 soldats anglais 29 rhumatisants ; la proportion serait de 43 à Singapore.

En Cochinchine, les rhumatismes seraient excessivement rares (Thorel, Morice). D'après les chiffres fournis par M. Didiot dans sa relation de l'expédition (1861 et 1862), l'armée aurait envoyé aux hôpitaux 9,6 rhumatisants sur 1,000 hommes (4). A Taïti, on observait fréquemment des névralgies et des rhumatismes articulaires ou musculaires (5). M. Lombard donne pour cette île la proportion de 40 rhumatismes pour 1,000 entrées à l'hôpital. Aux îles Fidji, les Européens contracteraient très-souvent des affections rhumatismales. Un séjour de cinq ans à Delanasau a permis au Rév. Holmes de juger la salubrité des Fidji. Les fièvres y sont rares, dit-il, mais non les rhumatismes.

Sur 1,000 malades, on ne compte que 14,3 rhumatismes à la Jamaïque ; 7,2 dans les autres Antilles anglaises chez les

(1) Savatier. La station navale de l'océan Pacifique. In Archives de médecine navale, janvier 1880, t. XXXIII.

(2) Chapotin. Topographie médicale de l'île de France. Paris, 1804.

(3) Rey. Article Géographie médicale, loc. cit.

(4) Didiot. Relation médico-chirurgicale de la campagne de Cochinchine. Recueil de méd. et de chir. milit., p. 120 et seg. 3e série, t. XIV.

(5) Géographie méd. des îles de la Société. Arch. de médecine navale, t. IV, 1865.

soldats blancs. Dans le Sanitarium du camp Jacob à la Guadeloupe, les douleurs rhumatismales, l'arthrite et l'hydarthrose sont les maladies les plus fréquentes (1).

Au Sénégal, on ne mentionne chez l'Européen que quelques rares rhumatismes, surtout musculaires (14 sur 1,000 hommes de troupes blanches). Leur gravité est assez considérable, puisque sur 1,000 décès de blancs on en compterait 10 par rhumatisme (Borius) (2). A Paris, la proportion est de 3 environ (2,93) (Besnier).

Tels sont les renseignements statistiques que nous avons trouvés sur la fréquence du rhumatisme chez l'Européen immigré dans les régions plus chaudes que son pays d'origine. Nous allons tenter de tirer quelque loi générale de ces statistiques, si informes et si incomplètes qu'elles soient. Elles offrent entre elles comme lien commun d'avoir surtout trait à des gens de même origine, Anglais ou Français. On peut donc comparer les statistiques anglaises entre elles ; il en est de même pour les statistiques françaises. Ce fait admis, on peut prendre comme base de comparaison la proportion de rhumatisants que les Anglais d'une part, les Français d'autre part, envoient aux hôpitaux dans la métropole. On mesurera ainsi l'influence de l'émigration en pays chauds sur l'accroissement ou la diminution du nombre des rhumatisants.

1,000 soldats français fournissent par an 11 entrées à l'hôpital, 10 à l'infirmerie, soit au total 21 rhumatisants (1875-1878). Sur 1,000 entrées à l'hôpital, on en compte dans la même période 50 pour rhumatisme. D'après Boudin, il y aurait sur 1,000 soldats anglais 51 rhumatisants, et sur 1,000 malades 52 atteints de rhumatismes .

Prenant comme unités ces proportions, il nous est aisé de réunir nos statistiques en groupes bien naturels : 1° pays à rhumatismes moins fréquents que dans la métropole ; 2° rhumatismes plus fréquents ; 3° rhumatismes d'égale fréquence. Faute d'autre moyen de comparaison, nous joignons à ces tableaux les statistiques ayant trait aux pays de l'Amérique du Sud.

1er *groupe*. Pays à fréquence moindre : Algérie, îles Ioniennes, Ceylan, Cochinchine, Antilles, Sénégal.

(1) Carpentin. Étude hyg. et méd. du Camp Jacob. Thèse Paris, 1873.

(2) Borius. Article SÉNÉGAL, Dict. encycl. des sc. méd.

2e *groupe.* Fréquence supérieure : Constantine (ville), Australie, bassin de la Plata, Chili, Taïti, Fidji, Camp-Jacob.

3e *groupe.* Fréquence à peu près égale : Gibraltar, Malte, Maurice, La Réunion, Singapour, Afrique australe, Le Cap.

Il n'est pas besoin d'être très-familiarisé avec la géographie médicale pour voir que les pays du premier groupe sont de ceux où la malaria règne avec une certaine intensité. Les deux autres groupes, où la fréquence du rhumatisme est égale et même supérieure à celle observée dans la métropole, renferment des pays chauds exempts d'impaludisme. La lecture de la carte de la répartition des fièvres paludéennes permet de s'assurer de ce fait.

Nous avons vu, dans notre premier chapitre, l'indigène d'un pays à malaria contracter aussi souvent les formes rhumatismales que les telluriques. Les conditions ne semblent plus les mêmes pour l'immigrant. S'il vient dans un pays malarien chaud, les formes rhumatismales tendent chez lui à faire place aux formes telluriques. Par suite, dans un pays malarien, l'Européen sera à peu près indemne de rhumatismes, groupe d'affections largement remplacé par des formes plus graves et à rechutes plus fréquentes. Les statistiques de la mortalité en font amplement foi.

Que, par contre, le pays chaud soit exempt d'impaludisme, les fièvres malariennes ne formeront évidemment que l'exception, mais les affections rhumatismales y acquerront une fréquence égale, sinon supérieure, à celle observée dans la métropole, remplaçant ainsi, selon l'humidité du lieu, la place laissée vacante dans la pathologie par les affections paludéennes. La balance qui existe entre ces deux groupes d'affections dans la pathologie de l'émigrant est même remarquable. Les îles Maurice et de la Réunion en fournissent un exemple indiscutable. Autrefois, l'impaludisme y était inconnu. Chapotin, puis Boudin, y signalent le nombre remarquable des rhumatisants (46 pour 1,000 hommes). Les conditions ont changé depuis; les cas de fièvres paludéennes sont devenus plus fréquents. La proportion de rhumatismes descend à 31,3 pour 1,000 hommes (Lombard). En 1867, au plus fort de l'épidémie malarienne, la proportion des rhumatisants est descendue à 11,6 pour 1,000 hommes. En

1873, les cas de malaria redeviennent rares, et l'on compte sur 1,000 hommes une proportion de 45 rhumatisants.

Dans les pays chauds à fièvres paludéennes rares, le rhumatisme se montre, en définitive, avec beaucoup plus de fréquence qu'en Europe. Ses formes les plus diverses s'y observent. On ne peut, dans certaines contrées, le comparer qu'à la malaria qui frappe à peu près tout le monde et revêt les formes les plus dissemblables. La gravité du rhumatisme semble au moins aussi considérable que dans nos pays. Les complications viscérales, et parmi elles les affections du cœur, sont plus nombreuses encore.

Des faits énoncés, il ressort chez l'immigrant une sorte d'antagonisme entre les affections rhumatismales et les maladies telluriques. L'étude de l'influence de l'immigration dans une zone plus chaude sur la fréquence et la gravité des fièvres paludéennes fera ressortir davantage cet antagonisme.

B. *Affections paludéennes*. En nous basant sur des statistiques prises dans les divers traités de géographie médicale, en particulier ceux de Boudin et de M. Lombard, et dans quelques monographies, en adoptant les opinions des voyageurs, là où la statistique faisait défaut, nous avons essayé de construire une carte destinée à mettre en relief les variations de gravité des affections paludéennes chez l'émigrant européen, selon les climats.

Pour ne pas multiplier outre mesure les divisions, j'ai réparti en six groupes les différents pays. On trouve dans le premier les pays où sur 1,000 décès de toute nature on en compte 0 ou 1 par affections paludéennes; dans le second groupe, on en compte de 1 à 10 : de 10 à 50 dans le troisième; de 50 à 100 dans le quatrième; de 100 à 200 dans le cinquième. La mortalité par malaria dépasse cette dernière proportion dans le sixième groupe.

Les explications suivantes faciliteront la lecture de cette carte.

Premier groupe (0 à 1 décès pour 1,000).—Font partie de ce groupe, dans les pays chauds : Gibraltar, Malte où 1,000 soldats anglais contractent 5 fièvres intermittentes seulement, la Transylvanie, la région des Balkans, la Nouvelle-Calédonie, Taïti, la plupart des îles de la Polynésie; les provinces de

Nouvelle-Galles, de Victoria, d'Australie méridionale et occidentale. Sur 1,000 soldats anglais, il n'y a pas plus de 5 fièvres intermittentes. — La colonie du Cap (26 fébricitants sur 1,000 hommes) ; la Réunion, où on n'observe guère de fièvres intermittentes que celles apportées de Madagascar. (Dutroulau (1) ; Maurice, où la proportion était de 13 fébricitants sur 1,000 hommes (1855-1866) (2). Comme nous l'avons dit, les conditions sanitaires de ces îles semblent avoir changé, pour Maurice surtout, car les hauteurs de la Réunion continuent à demeurer saines. La garnison de Maurice, de 1866 à 1877, a présenté sur 1,000 hommes une proportion de 891 fébricitants (Lombard). Au plus fort de l'épidémie (1866-1868), les décès par malaria se sont élevés dans la population civile au chiffre de 274 par 1,000 décès généraux. Les choses semblent aujourd'hui s'améliorer. On pourrait placer Maurice dans les pays du quatrième groupe. — En Amérique, l'Uruguay, le sud de la République argentine, où la fièvre intermittente est rare et légère (d'Orbigny, Bonpland, Saurel, Petit, Boudin, etc.).

Deuxième groupe (1 à 100 décès pour 1,000). Dans l'hémisphère boréal, en allant de l'est à l'ouest, nous trouvons successivement : le Japon, les provinces septentrionales de la Chine, à l'exception de la région de Tien-Tsin. Dans cette région à climat extrême, on observe quelques fièvres intermittentes et rémittentes de peu de gravité, la cachexie palustre y semble inconnue. Les déserts de Gobi, de Perse, d'Arabie, du Sahara doivent à leur aridité de ne pas présenter d'affections paludéennes ; on signale peu de morts causées par ces affections chez les Européens qui s'y sont aventurés.

En Amérique, nous trouvons les sanitaria des Antilles, parmi eux le Camp-Jacob. L'impaludisme y est rare (Carpentier). La faible mortalité des troupes anglaises à la Jamaïque (12 décès pour 1,000 h.), aux Antilles (11,4 décès pour 1,000 h.) fait supposer que la malaria ne doit se manifester que sous ses formes les plus légères chez les habitants des plateaux situés au centre de la plupart de ces îles. Signalons

(1) Dutroulau. Maladies des Européens dans les pays chauds, 1861.

(2) Ely. L'armée anglaise à l'intérieur et dans les possessions britanniques. Rec. de mémoires de méd. et de chirurg. militaire, 1867.

encore, dans cette zone, le Nicaragua (Squier, Pauly) (1), les terres froides du Mexique (Jourdanet, Coindet) (2) ; ainsi, à Mexico, sur 1,000 décès généraux, 5 sont dus à l'impaludisme, et Mexico est malsain comparé au reste de l'Anahuac. Les États suivants de l'Union américaiue comptent de 1 à 10 décès par malaria ; les États de la Nouvelle-Angleterre, New-York, Pensylvanie, New-Jersey, Maryland, Virginie orientale et occidentale, Delaware, Colombie, Ohio, Iowa, Wisconsin, Nouveau-Mexique, Arizona Utha, Washington, Dacotah, Colorado, Wyoming.

Dans l'hémisphère austral, nous rencontrons successivement les Fidji : quelques-unes sont peu saines cependant (de Rochas) : l'Australie tropicale, les Seychelles, les plateaux de Madagascar, du Natal, du Transwaal, un plateau fort sain entre les lacs Nyassa et Taugangika (Thomson), les hauts plateaux du Benguela. « Le climat des plateaux de 900 mètres d'altitude est déjà sain ; à 1,500 mètres, les Européens jouissent d'une bonne santé. » (Capello et Ivens) (3). En Amérique, nous trouvons la Mésopotamie argentine, le Paraguay (Avezedo) (4), les provinces du sud du Brésil. Les Allemands ont dans ces dernières des colonies florissantes. Leur mortalité n'est pas supérieure à 14 ou 15 décès pour 1,000 habitants. Cette prospérité de gens aussi sensibles que les Allemands au paludisme semble indiquer que celui-ci est peu développé. Presque tout le Chili et les plateaux du versant oriental de la Cordillère des Andes doivent être rattachés au deuxième groupe. Il est d'usage, dans les républiques sud-américaines, d'y envoyer les gens atteints de fièvres paludéennes pour se rétablir.

Troisième groupe (10 à 50 décès sur 1,000 h.). Parmi ces pays, citons, en Europe, les côtes de Portugal, d'Espagne, du Languedoc, de Corse, la Lombardie, le sud de l'Italie, les côtes de l'Adriatique, la Grèce, la Macédoine, la Russie méridionale, la région qui sépare la Caspienne de la mer Noire,

(1) Pauly. Loc. cit., p. 36-110.

(2) Coindet. Le Mexique considéré au point de vue médico-chirurgical.

(3) Capello et Ivens. Die Forschungen V. B. Capello u Ivens im Gebiete des Quanza und Quango. Petermann's Mittheilungen, 1880, IX Heft.

(4) C. dos. Sartos Xavier Avezedo. Campagne de l'Uruguay et du Paraguay (1864-1869). Archiv. de méd. nav., 1875.

au nord du Caucase jusqu'à Astrakan. En Asie, le Cachemire, l'Afghanistan, le Thibet (Desgodins). Le centre des provinces méridionales de la Chine, le Tonkin (Mayet) (1), la presqu'île de Malacca et Singapour, Pondichéry (Huilliet) (2), et peut-être une partie de Carnatic. En Océanie, les Célèbes, et la partie centrale de Sumatra (Van Leent) (3). En Afrique, la plus grande partie du Maroc. « Le Maroc est une contrée magnifique jouissant d'un climat aussi salubre que tempéré » (4). A cette opinion, nous opposerons celle de Mungo-Park et du docteur Décugis (5). D'après ces auteurs, les fièvres paludéennes ne sont pas rares au Maroc. La partie orientale de la Tunisie. Nos troupes n'y ont à peu près pas éprouvé d'affections paludéennes. Je ne serais même pas éloigné de placer la Tunisie dans le second groupe. Les plateaux de l'Abyssinie; ils sont généralement sains (Aubert-Roche) (6). Livingstone a signalé entre le lac Oukéréoué et le Zambèze un plateau de 1,200 mètres d'altitude sur lequel, dit-il, « les Européens pourront s'établir sans crainte » (7). Plus à l'ouest, est une région non moins favorisée, c'est la vallée du Congo. Sur sa rive droite existent des plateaux sains signalés par les explorateurs français; sur la rive gauche, l'explorateur allemand Pogge a vanté le climat du pays Mossoumba. « Le pays, dit-il, vu la salubrité de son climat, l'absence de fièvres et sa fertilité, conviendrait parfaitement à des établissements européens (8) ». Enfin, plus au nord, existe un massif montagneux comparable à l'Abyssinie, d'où sortent les fleuves de la Sénégambie. « L'aspect de cette région est enchanteur, le climat y est des plus salubres », dit un voyageur, M. Ollivier Pastré (9). « Partout le climat,

(1) Mayet. Étude d'ensemble du Tonkin. Revue de géographie, 1880.

(2) Huilliet. Pondichéry. Archives de médecine navale, t. IX, 1868.

(3) Van Leent. Célèbes. Archiv. méd. nav., 1870.—Sumatra, ibid., 1874.

(4) Laveran. Article MAROC in Dict. encyclop. des sciences médicales.

(5) Decugis. Bulletin de la Société de géographie de Paris, 1879.

(6) Aubert-Roche. Essai sur l'acclimatement. Ann. d'hygiène, 1re série, t. XXXIII et XXXIV, 1844.

(7) Livingstone. Exploration de l'Afrique australe, 1840-1856. Traduct. Loreau, p. 538.

(8) Pogge. Im Reiche des Muata-Yamvo. Berlin, 1880.

(9) Aimé Ollivier-Pastré. Voyage au Fonta-Djalon. L'exploration, 18 novembre 1880, p. 818-821.

même à cette époque de l'année (juin), est aussi salubre que celui d'Europe », dit M. Bayol (1). En Amérique, nous rangerons dans ce groupe tous les États de l'Union que nous n'avons pas signalés, sauf la Floride et le Texas. Dans l'Amérique du Sud, la province de Minas-Geraes, la côte qui s'étend de Rio à Fernambouc et les plateaux situés plus à l'ouest (d'après Pauly).

Quatrième groupe (50 à 100 décès par impaludisme sur 1,000). En Europe, la Hongrie, les maremmes de Toscane, les grandes îles de la Méditerranée pour la plupart, les bouches du Danube peuvent rentrer dans ce groupe. La plus grande partie de l'Afrique-Mineure, la Basse-Égypte, l'Asie-Mineure, vu l'analogie de leur climat, font partie de cette catégorie. Aux Indes, la plus grande du plateau central de la presqu'île, la Birmanie anglaise, où Rochard a vu des familles anglaises vivre en assez bonne santé (2), une partie de l'Annam. Les provinces orientales de Chine, moins les côtes; le groupe des Philippines. Outre les pays d'Afrique signalés, le Darfour, la côte d'Abyssinie, de Çomali, l'Ouganda, les plateaux moyens de l'Afrique occidentale. L'île Maurice à l'époque actuelle. En Amérique, la Floride, le Texas, les terres tempérées du Mexique, de l'Amérique centrale, de Nouvelle-Grenade, de Venezuela, la partie tropicale de la République argentine avec Jujuy, Tucuman, Cuba, la plupart des Antilles.

Cinquième groupe (100 à 200 décès par impaludisme). On doit comprendre dans ce groupe la côte d'Espagne vers Valence, la campagne de Rome. En Asie, les vallées qui sont au pied de l'Himalaya, la Birmanie, Siam, la Cochinchine, les côtes de Chine, y compris Hong-Kong, Canton, Shanghaï, Tien-Tsin. En Océanie, l'intérieur de Bornéo, de Java, la Nouvelle-Guinée et les Nouvelles-Hébrides. En Afrique, la vallée du Haut-Zambèze. « La fièvre est à peu près la seule maladie qui soit connue dans cette région.... Dans l'ouest, les fièvres sont infiniment plus graves que dans le centre. » (Livingstone). Les côtes de l'Angola et du Loango. Peut-être

(1) Bayol. Lettre adressée à la Société de géographie de Timbo (Fouta-Djalon) le 19 juin 1881.

(2) Rochard. Art. CLIMAT in Dict. de méd. et chirurg. pratiques.

Saint-Louis et Gorée au Sénégal. En Amérique, Haïti, la vallée de l'Amazone ~~et la~~ contrée dans laquelle est située la capitale de Rio de Janeiro. Sur 1,000 décès généraux, 157 y sont causés par l'impaludisme.

Sixième groupe (plus de 200 décès par impaludisme pour 1,000). A ce groupe appartiennent : la côte occidentale d'Afrique du Sénégal à l'équateur, la plus grande partie du Soudan, les plaines marécageuses du Haut-Nil, la région située à l'ouest du Tanganyika, où Livingstone est mort. « Le pays, dit-il, est fort insalubre, même pour les naturels » (1). Les côtes de Zanguebar, de Mozambique (2), de Madagascar. En Asie, les côtes d'Arabie, la côte occidentale de l'Indoustan (3), une partie de sa côte orientale, ainsi que le bassin du Gange. En Océanie, la plus grande partie de Java, Sumatra, les côtes de Bornéo. En Amérique, la côte occidentale depuis le tropique du Cancer jusqu'à Callao, les côtes du golfe du Mexique, y compris l'immense marécage des Guyanes.

De la lecture de la carte, il résulte que la fréquence et la gravité des affections malariennes sont soumises à des variations considérables. Elles ne croissent pas régulièrement de l'équateur au pôle. Dans les régions chaudes, on a les plus grandes chances pour rencontrer des pays malariens, il est vrai, mais souvent existent dans le voisinage des zones fort saines. En d'autres termes, de même que pour les affections rhumatismales, l'émigration dans une contrée plus chaude n'augmente pas toujours les prédispositions à l'impaludisme.

Si on fait la comparaison entre la fréquence du rhumatisme et celle de l'impaludisme, voici ce que l'on remarque : 1° les pays chauds, depuis ceux du quatrième groupe (50 et 100 décès par impaludisme), sont pour l'*immigrant* vierges d'affections rhumatismales ; 2° les pays vierges ou à peu près d'impaludisme, c'est-à-dire ceux des deux premiers groupes, sont précisément ceux où nous avons vu le rhumatisme acquérir une fréquence égale, souvent même supérieure à celle

(1) Livingstone. Le dernier voyage, page 292. Trad. Loreau.

(2) Pinto Roquete. Mozambique. Arch. de médecine navale, 1868.

(3) Du même. Coa. Ibid., t. IX.

qu'on observe en Europe. Les pays du troisième groupe servent d'intermédiaire.

En résumé, dans la pathologie de l'immigrant, les affections rhumatismales se substituent aux affections paludéennes et réciproquement, selon la nature du climat et la provenance de l'immigré. Qu'il soit frappé des unes ou des autres, ou des deux simultanément, sa morbidité est toujours proportionnelle au développement de l'humidité dans le milieu où il est plongé.

CHAPITRE IV.

*Comparaison de la fréquence et des formes des affections paludéennes et rhumatismales chez l'*IMMIGRANT *et chez l'*INDIGÈNE.

Les affections rhumatismales et paludéennes se remplacent les unes par les autres dans la pathologie de l'immigrant. Telle est la conclusion du précédent chapitre. Si maintenant nous comparons à la pathologie de l'immigré celle de l'indigène, nous trouvons que dans une zone présentant un certain degré d'humidité, les deux groupes humains sont aussi fréquemment atteints. Seulement, tandis que l'immigré contractera des affections paludéennes sous l'action de l'air humide, ce seront surtout des affections rhumatismales qui frapperont de préférence l'indigène. Pour s'en convaincre, un coup d'œil sur les statistiques qui suivent suffit.

A Ceylan, la garnison anglaise se composait (1817-1836) de Malais, venus d'un pays plus chaud et plus humide, d'Indhous, de Ceylanais et d'Européens. Chaque groupe a fourni sur 1,000 hommes d'effectif une proportion annuelle de :

	Européens	Ceylanais	Indhous	Malais
Fièvres (sic)................	485	441	513	337
Rhumatismes................	47	87	69	60
Total des aff. dues à l'humidité	532	528	582	397

Les chiffres sont empruntés à l'ouvrage de Boudin. Les Malais, venus d'un pays plus chaud et plus humide, sont plus rebelles aux affections dues à l'humidité de l'air. Pour les autres races, on obtient comme totaux des affections dues à l'air humide des chiffres sensiblement égaux.

Autre exemple : 1,000 hommes de troupes ont envoyé à l'hôpital (1817-1836) d'après Boudin :

		ANGLAIS	NÈGRES
A l'île Maurice :	Fièvres (sic)..........	154	87.5
—	Rhumatismes..........	46	82.4
Total des affections ab aere humido...		200	169.9
Au Cap de Bonne-Espérance :			
	Fièvres (sic)...........	81	66
	Rhumatismes..........	59	70
Total des affections ab aere humido...		140	136
Aux Antilles (Lombard, de Genève) :			
	Fièvres paludéennes....	222	179
	Rhumatismes..........	10.7	17.9
Total des affections ab aere humido...		232.7	196.9
A Hong-Kong (Lombard) :			
	Fièvres paludéennes....	578	344
	Rhumatismes..........	30.4	78
Total des affections ab aere humido ..		608.3	422

La climatologie de Malaga est assez semblable à celle de l'Algérie. On trouve les proportions suivantes de maladies dues à l'air humide pour 1,000 malades :

	MALAGA	ALGÉRIE (1875-1878)		
	Espagnols	Tirailleurs	Légion étrang.	Zouaves
Rhumatismes......	51	23	22	13
Fièvres paludéennes	265	287	296	425
Totaux :	316	310	318	438

Après une marche dans des herbes mouillées par les pluies, le docteur Livingstone eut une fièvre pernicieuse cholériforme les 5, 6 et 7 janvier 1870. Bogharib, trafiquant arabe, qui l'accompagnait, contracta simultanément une attaque de rhumatisme (1).

L'indigène contracte donc des rhumatismes dans les conditions qui provoquent de préférence chez l'immigrant des

(1) Livingstone. Dernier journal.

affections paludéennes. Cet exemple, emprunté au célèbre voyageur, le prouve. Les résultats fournis par les statistiques confirment cette vérité. Il semble que l'immigrant venant d'un pays plus froid soit plus sensible à l'action de l'air humide. Le fait semble indiscutable pour les Anglais dans leurs colonies, les zouaves en Algérie. Cet accroissement de morbidité doit, sans doute, être la conséquence de la facilité des récidives des affections paludéennes.

Cette constance des totaux pour un même pays permet de concevoir une intimité complète entre les affections rhumatismales et paludéennes. Peut-être ne sont-elles que les manifestations d'un même état de l'organisme. Selon le climat et la provenance du sujet, les symptômes déterminés par l'action de l'air humide prendront l'allure rhumatismale, ou revêteront des formes paludéennes. Il s'agit ici d'une symptomatologie comparable dans ses variations à celle de l'empoisonnement plombique, par exemple. Selon le climat et la provenance du sujet, cet empoisonnement déterminera des accidents assez dissemblables, pour qu'on ait pu décrire isolément la colique sèche et la colique de plomb. Nombre d'auteurs les considèrent encore comme deux maladies spéciales.

Voici une application pratique de ces renseignements : Quand dans un pays paludéen on verra le nombre des rhumatismes croître, il sera possible de conclure à l'indigénisation plus manifeste de la race. Les fièvres paludéennes diminueront simultanément.

L'Algérie semble être dans cet ordre de faits. Au début, les affections paludéennes y auraient déterminé une mortalité atteignant la proportion de 50 à 60 décès pour 1,000 hommes. En 1846, d'après Desjobert, 99,138 hommes auraient fourni 121,138 malades (1). Suivant des documents de cette époque, Laveran disait : « En Algérie, c'est à peine si le rhumatisme est signalé dans la statistique » (2).

En 1863, époque intermédiaire, le rhumatisme apparaissait dans la statistique algérienne, mais trois fois moins fréquent que dans la métropole. Sur 1,000 hommes, 219

(1) Desjobert, État sanitaire de l'armée ; — Ann. d'hygiène, 1847.

(2) Laveran. Art. Algérie. Diction. encyclop. des sciences médicales.

seulement entraient à l'hôpital pour affections paludéennes (1862-1865).

Actuellement, la fréquence du rhumatisme s'est accrue. Il est la moitié aussi souvent observé qu'en France (11 rhumatismes sur 1,000 habitants en Algérie, 21 en France, hôpital et infirmerie).

Les fièvres paludéennes ne déterminent plus que 190 entrées à l'hôpital et à l'infirmerie sur 1,000 hommes (156 à l'hôpital).

Les statistiques parlent des fièvres paludéennes, sans en énoncer les formes. Ces formes varient selon les climats et l'origine des habitants. Déjà nous avons vu d'une façon générale les rhumatismes et les fièvres paludéennes devenir chez l'indigène de plus en plus graves avec la latitude, c'est-à-dire avec l'accroissement de l'humidité. Cette relation entre les deux groupes morbides ne paraît pas se retrouver chez l'immigrant. En effet, le plus souvent la gravité des affections rhumatismales diminue pour lui, alors que celle des affections paludéennes augmente. C'est ainsi que M. Saint-Vel dit que le rhumatisme articulaire n'est pas une maladie des pays chauds. On n'y observe que des cas frustes. Par contre, les formes musculaires (telles que lumbago, douleurs vagues, pleurodynie, etc.) y sont d'une fréquence exceptionnelle. Sur la côte occidentale d'Afrique, pays mortel pour les Européens, ce n'est que sous les formes musculaires que se présente le rhumatisme. Ainsi, il semble que l'état de son organisme ne permette pas à l'homme transporté hors de son milieu, dans certaines conditions, de fournir comme réactif à l'influence de l'air humide autre chose que des symptômes ayant l'allure dite paludéenne.

En même temps que leur fréquence, s'accroît leur gravité. La mortalité en fait foi. Ainsi, dans le premier tableau statistique, que nous avons reproduit d'après Boudin, nous constatons chez l'Anglais et le Ceylanais une fréquence à peu près égale des fièvres. Mais, sur 1,000 Ceylanais, celles-ci n'en tuent que 7 ; et sur 1,000 Anglais, 24,6 meurent pour cette cause. Dans les deux groupes ethniques, la gravité est loin de rester semblable. De même en Algérie. Là nous voyons les tirailleurs indigènes et les hommes de la légion étrangère frappés dans la même proportion de fièvres d'accès. 1,000 fièvres paludéennes traitées à l'hôpital déterminent par an 13,6 décès chez les tirailleurs, 32,6 chez les hommes de la légion.

Dans les pays où, par suite de conditions climatériques exceptionnelles, la morbidité n'est plus comparable entre immigrants et indigènes, la mortalité des deux groupes diffère d'une façon incroyable. Les fièvres paludéennes tueraient ainsi 410 Anglais sur 1,000 à Sierra-Léone et 2,4 nègres seulement sur 1,000. Je m'empresse de dire que je n'ai donné ce chiffre que pour être complet. Cette statistique, reproduite par Boudin, est ancienne déjà (1829 à 1836). Elle ne court que sur une période restreinte, peut-être d'épidémie. Je n'en ai trouvé d'analogue pour aucun autre pays, même le Sénégal, Là, sur 1,000 décès par fièvres paludéennes, il y en a 200 chez les blancs; la proportion est de 40 chez les noirs (1).

Cette gravité chez l'immigrant, traduite par une mortalité excessive, laisse supposer qu'il ne sera pas atteint des mêmes formes que l'indigène ; c'est, en effet, ce qui arrive.

Nous avons constaté déjà une certaine aggravation des formes avec la latitude, chez l'indigène. C'est ainsi qu'une fièvre pernicieuse sera une exception chez un habitant de la Dombes. En vertu de cette même loi, on observera plus fréquemment la fièvre rémittente chez l'Indhou, par exemple, que chez le Finlandais. Malgré cette aggravation, la physionomie pathologique d'un pays paludéen reste à peu près la même chez l'indigène, sous toutes les latitudes. La description suivante empruntée à M. Borius en fait foi : « Si on sort de l'hôpital et qu'on entre dans les villages et dans les familles des indigènes sénégalais, on reconnaît alors que la physionomie particulière que l'on croyait trouver à la pathologie du Sénégal, et qui paraissait essentiellement différente de celle de l'Europe, n'est autre que celle de nos pays marécageux... Toutes les maladies de l'Europe s'observent au Sénégal ; il n'y a pas à décrire la pathologie des nègres, elle est la même que celle des blancs et soumise *aux mêmes lois climatologiques* » (2).

(1) Borius. Article SÉNÉGAMBIE. Diction. encyclopédique des sciences médicales.

(2) Borius, Loc. cit., page 659.

En d'autres termes, les traités de pathologie exotique ne sont applicables qu'aux seuls immigrés, et pour connaître cette pathologie, il est inutile de se perdre dans des théories. L'observation attentive des éléments climatologiques et de leur action différente sur l'indigène et l'immigré donneront des résultats beaucoup plus tangibles. Pour baser cette observation, on possède deux points de repère. L'un peut se mesurer mathématiquement au moyen d'appareils, c'est le climat avec ses divers éléments ; l'autre est une, constante, la pathologie indigène. En se référant à ces données, on peut suivre l'échelle des déviations d'un même groupe pathologique, déviations d'autant plus accusées que l'agglomération humaine immigrée sera originaire d'un pays plus dissemblable. Ce travail fait, en comparant les échelons extrêmes, on sera fort surpris de trouver dans ce que l'on croyait être des maladies distinctes de simples manifestations d'un même état pathologique.

Appliquant la méthode au groupe morbide que nous étudions, nous allons suivre ses déviations. Les faits établis dans les précédents chapitres viendront corroborer les indications qu'elle nous fournira.

Nous analyserons d'abord le cas d'une population passant d'un milieu relativement sec dans un milieu plus humide. Ces conditions sont réalisées, lorsqu'il survient une année exceptionnellement pluvieuse. Les indigènes de la région changent pendant cette période de milieu, au même titre que s'ils avaient émigré. Sous cette influence, les cas de rhumatisme sont plus nombreux, on a même observé de véritables épidémies. Dans sa Médecine pratique, Stoll dit : « Nous eûmes encore ce mois des douleurs aux articulations et des rhumatismes en si grand nombre, que je n'ai jamais ouï dire que les maladies de ce genre eussent été plus communes et épidémiques (1). » Pendant l'hiver de 1782-1783, de Mertens observa à Vienne une épidémie de rhumatismes. Lebert en signale une en 1863, à Zurich, dans sa clinique. Lange et Lancisi ont également observé de semblables épidémies.

L'immigration dans un pays plus humide donne lieu à des formes rhumatismales aiguës et graves. Les indigènes ont une tendance à avoir les formes légères et chroniques. Ainsi,

(1) Encyclopédie, p. 244.

à l'île de la Réunion les rhumatismes sont fréquents chez les *Européens non acclimatés* surtout. (Rey.) Je n'ai pas trouvé de nombreux renseignements sur ce sujet spécial. Ce qui apparaît nettement, c'est la tendance de l'immigré dans un pays de rhumatismes fréquents, mais non paludéen, à contracter des affections qui revêtent précisément ce caractère paludéen inconnu dans la pathologie du pays. Quelquefois ce sont des cas mixtes, participant du caractère du rhumatisme et de celui de l'impaludisme. Pringle avait déjà remarqué ces symptômes mélangés, pendant l'automne, dans ce qu'il nomme la fièvre rémittente des camps. « Le sang, dit-il, acquiert alors une croûte inflammatoire : les points de côté, les douleurs de rhumatisme ou la toux se joignent aux autres symptômes (1). »

Sur dix-sept observations de fièvre rémittente, Laveran a également relevé quinze fois des douleurs dans les membres (2). Notre attention ayant été attirée dans cette direction, nous donnerons dans une prochaine étude clinique des observations de ces cas mixtes.

A un autre degré, la migration dans un nouveau milieu ne détermine plus seulement des cas mixtes, mais bien des accidents paludéens bien nets. Il s'agit toujours de pays dans lesquels la population indigène est indemne d'accidents paludéens. Ainsi, dans le Béarn, d'après Gigot-Suard, « les épidémies et les endémies sont à *peu près inconnues,* la fièvre intermittente ne se fait sentir que chez les *non-acclimatés* ». En Australie, les rhumatismes sont très-fréquents ; « on n'observe de fièvres que chez les immigrants ». (Bourse) (3). En France, dans la plupart des villes, où la population est exempte d'impaludisme, on observe fréquemment des accès intermittents chez les militaires, population immigrée et aussi plus exposée par son genre de vie à l'influence de l'humidité atmosphérique. Le rhumatisme est même moins commun chez les soldats que leur genre de vie

(1) Pringle. Observations sur les maladies des armées. Paris, 1863, p. 74.

(2) Laveran. Documents pour servir à l'histoire des maladies du nord de l'Afrique. In. Recueil de mém. de méd. et chirurgie militaires. 1842, t. 52.

(3) Bourse. Sydney (Australie). Archives de médecine navale, 1876.

pourrait le faire supposer. Les documents exposés au commencement du présent chapitre donnent l'explication de cette soi-disant indemnité. Il est probable que si on totalisait le nombre des cas de rhumatisme et de fièvres d'accès, on obtiendrait une somme égale, sinon supérieure, d'affections *ab aere humido* chez la population militaire. Pringle avait déjà remarqué cette tendance du soldat à contracter des affections rémittentes et intermittentes, dans des endroits parfaitement sains et exempts d'impaludisme. Pour expliquer ces cas anormaux au premier abord, ce médecin distingue ce qu'il appelle fièvre des camps, de celle des pays marécageux. Pour lui, la fièvre des camps a une tendance à être subcontinue ou rémittente plutôt qu'intermittente. Il la regarde comme moins tenace que la fièvre des pays marécageux, intermittente d'emblée.

Son savant commentateur, M. J. Périer, joint son autorité à celle de l'observateur anglais : « Un fait qui mérite d'être signalé, dit-il, c'est la fréquence des fièvres d'accès dans les garnisons placées soit dans des localités, soit au milieu de villes où ces affections sont à peu près inconnues chez l'habitant. A Paris, à Versailles, dans les forts qui entourent la capitale, ces maladies sont nombreuses, et là véritablement l'intervention du miasme paludéen n'est pas d'une facile admission. » « Nos confrères civils, dit de son côté Michel Lévy, se font difficilement idée de la diffusion des fièvres d'accès dans les résidences militaires. Il faut avoir rempli pendant plusieurs années les missions d'inspection médicale dans l'armée, pour apprécier la fréquence et la multiplicité de ces manifestations morbides. » Cette fréquence de la fièvre paludéenne provoquée par les causes qui, chez l'indigène, font naître le rhumatisme a été longuement étudiée déjà dans le premier chapitre de ce travail; aussi n'insisterons-nous pas davantage.

Il est un ensemble de phénomènes qui servent de transition entre le groupe précédent et celui que nous allons aborder. Souvent, à la suite de modifications climatiques spéciales, les indigènes se trouvent placés dans les mêmes

(1) Barat. Étude sur la fièvre épidémique qui a régné en 1869 à l'île de la Réunion. Arch. méd. nav., 1869.

conditions que l'immigrant ou le soldat. Les affections déterminées par l'air humide cessent alors d'être des rhumatismes, pour revêtir des formes paludéennes. L'année 1765 fut remarquable par la persistance des fortes chaleurs. En temps ordinaire, tout le monde est rhumatisant à Portsmouth et à l'île de Portsea. Sous cette influence, Lind y observa un grand nombre de fièvres intermittentes et rémittentes. Tout le monde, dit-il, fut atteint. Il y eut peu de décès. Le Danemark, pays de rhumatisme, a présenté une épidémie de fièvres paludéennes de 1828 à 1832. Copenhague a eu une épidémie semblable en 1652. De même à Stockolm, de 1828 à 1861, et en Suède, de 1854 à 1860. Nous pourrions rappeler les épidémies de 1745-1748, qui sévirent sur l'Europe occidentale, celle de 1748-1749, en Allemagne, celle enfin de 1779-1781 en France, Autriche, Allemagne. Il n'est pas de pays d'Europe où l'on ne puisse signaler des épidémies de cet ordre. Hors d'Europe, entre autres épidémies, on peut rappeler celle de Maurice. Les rhumatismes y sont devenus d'autant plus rares que les affections paludéennes ont été plus fréquentes. Autrefois (1818-1836), sur 1,000 habitants, on comptait 46 rhumatisants ; lors de l'épidémie paludéenne, la proportion est descendue à 37. Le type intermittent s'est montré dans la proportion de 60,25 pour 100, le type rémittent dans celle de 8,5, et les formes pseudo-continues dans celles de 31,35 (Mazauric). De même à la Réunion, ce sont les types les moins aigus qui ont dominé la pathologie. Dans l'épidémie de 1869, sur 100 fièvres, il y a eu 89 quotidiennes, 3 tierces et 0,6 rémittentes (1). Ajoutons, comme remarque, que cette épidémie est survenue après des pluies considérables, suivies d'inondations. Ces pluies avaient succédé à une sécheresse prolongée avec calmes atmosphériques et tension électrique considérable.

Immédiatement après les cas de ce groupe viennent se ranger les modifications apportées à la pathologie d'un pays paludéen par les changements météorologiques. Les cas y deviennent, chez l'indigène, plus aigus, plus graves, par conséquent plus souvent mortels. En 1826, il y eut de fortes pluies en Hollande, suivies de chaleurs considérables. La

(1) F. de Villebrand, *Arch. de médecine*, 1869.

mortalité y devient plus considérable. A Groningue, elle fut quatre fois plus forte. Les enfants surtout étaient frappés. Les formes rémittentes, d'ordinaire inconnues, prédominaient. L'épidémie frappa les contrées voisines sur le littoral de la mer du Nord. En 1846, Amsterdam subit une épidémie analogue. En Finlande, on voit quelquefois les affections paludéennes revêtir un type continu, difficile à séparer du typhus abdominal. A Nossi-Bé, il y a de temps en temps des épidémies malariennes. Les indigènes, d'ordinaire peu atteints, présentent alors des formes graves et des accès pernicieux. Nous rappellerons pour mémoire l'épidémie de 1825. On pourrait répéter des remarques identiques pour tous les pays paludéens.

Ce qui se passe chez l'indigène, dont le milieu subit une modification, permet de concevoir ce que déterminera chez l'immigrant un changement plus accusé. La gravité des affections paludéennes croîtra d'autant plus que le nouveau milieu sera plus dissemblable. L'armée anglaise, arrivant en Hollande, y fut frappée de fièvres rémittentes, qui respectaient les natifs. Cette circonstance a été notée par Pringle et Lind. En Kabylie, M. Chassagne a rencontré 55 fois sur 100 le type quarte chez l'indigène. Ce type est inconnu chez l'Européen (1). Cette gravité croissante avec l'origine a été notée à Janina par le docteur Schœfli. Les soldats albanais y contractent des fièvres tierces, les Kourdes des fièvres quotidiennes et quelques rémittentes, les Rouméliotes des rémittentes surtout. En Algérie, la résistance à l'impaludisme varie selon l'origine du sujet. Boudin, MM. Bertillon, Ricou, Vallin ont à diverses reprises essayé de la fixer. Il semble qu'on puisse les mettre par ordre de résistance moindre : 1° les indigènes ; 2° les Espagnols ; 3° les Maltais ; 4° les Italiens ; 5° les Français ; 6° les Allemands. Dans les pays intertropicaux, les types les plus graves existent seuls. La fièvre intermittente y est presque inconnue. Sur 100 fièvres telluriques, on n'observe que 7 fois le type quotidien chez les Anglais aux Indes. (Colin.) Au Sénégal, elle est

(1) Chassagne. Des fièvres intermittentes chez les indigènes de la Grande-Kabylie. Recueil de mém. de méd. militaire, série 3, t. VII, p. 484.

également l'exception (1). D'ordinaire on observe quelques accès irréguliers, puis survient une fièvre continue (Torrès-Hommem) (2). Cette même description s'applique à tous les pays intertropicaux paludéens. Il faudrait leur ajouter le groupe des phénomènes bilieux et surtout des accès pernicieux, fréquent apanage de l'immigré et cause de sa mort.

En parlant d'immigrés, nous ne tenons aucun compte de la coloration de sa peau, mais seulement de la zone d'où il arrive. En d'autres termes, la résistance des races colorées à l'impaludisme est un fait absolument faux. Si le nègre est originaire d'un pays sain, il tombera malade et succombera aussi facilement que le blanc.

M. Laveran raconte que des marins nègres, recrutés en Angleterre pour l'expédition du Niger (1841-1842), souffrirent plus de la malaria que ceux pris sur les lieux. D'après Pritchard, des nègres transportés de la Nouvelle-Écosse à Sierra-Leone furent soumis aux mêmes affections que l'Européen (3). Les régiments noirs des Antilles, envoyés sur la côte occidentale d'Afrique, y contractent plus souvent les fièvres paludéennes que les soldats nègres indigènes. Pendant la guerre contre les Achantis, ainsi que nous l'avons déjà mentionné, les soldats indigènes n'ont eu que 133 affections paludéennes sur 1,000 malades, mais par contre beaucoup de rhumatismes. Chez les soldats nègres venant des Antilles, la proportion des fièvres paludéennes fut de 290 pour 1,000 malades. Avant la guerre de la sécession, plusieurs États avaient adopté la spécialité d'élever des esclaves. Ces États éleveurs étaient le Kentucky, le Tennessee, le Maryland et principalement la Virginie. Ce sont des territoires non paludéens, en général. Ces esclaves étaient exportés pour la vente dans les plantations des États humides et malsains qui bordent le golfe du Mexique. Le déchet y était considérable. « Dès 1830, et les choses n'ont point changé depuis », dit M. Carlier, on évaluait la mortalité

(1) Thaly. Topographie médicale du haut Sénégal. *Arch. méd. navale*, 1867.

(2) Cité par Bourel-Roncière. La station médicale du Brésil. Arch. méd. nav., 1873, p. 190.

(3) Pritchard. Histoire naturelle de l'homme, t. II, p. 244, trad. Roulin Paris, 1843.

causée par ce changement de climat à la proportion de 250 pour 1,000 (1). Rappelons encore d'autres faits. Le nègre d'Abyssinie ne peut descendre dans les vallées encaissées et humides des fleuves de son pays, sans contracter des fièvres mortelles. La même cause empêche les Hovas de stationner sur certaines côtes de Madagascar. Lors de son voyage de Linyanti à la côte occidentale d'Afrique, les compagnons noirs du docteur Livingstone furent au moins aussi atteints que lui par les affections paludéennes. L'immunité n'existe donc pas pour la race noire. Ce n'est pas un privilège spécial attaché à la nature de leur sang. En effet, nous voyons les nègres venus d'un pays à peine moins humide montrer une infériorité de résistance au moins égale à celle de l'Européen. Ces faits donnés, il semble étonnant de voir les anthropologistes attribuer quelquefois des vertus préservatrices contre la malaria, par exemple, à la présence hypothétique du sang de nègre ou de quelque race méridionale dans les veines d'un peuple. Cette influence préservatrice semble ne pas persister longtemps chez la race pure; comment pourrait-elle survivre à des croisements sans nombre?

Nous résumerons les faits exposés dans ce chapitre en disant que les *phénomènes classés sous la rubrique de rhumatismes et fièvres paludéennes ne sont que l'expression d'un même état pathologique.* Cette parenté s'accusera davantage encore dans la partie clinique.

Chapitre V.

De l'action des divers éléments d'un climat sur la fréquence des affections rhumatismales et paludéennes et sur leurs formes.

Dans ce chapitre nous allons tenter de résumer l'action des différents éléments d'un climat sur la proportion des affections soit paludéennes, soit rhumatismales.

Nous ne parlons que des éléments climatologiques. Cela

(1) Carlier. Acclimatement des races en Amérique. Mémoires de la Société d'anthropologie, 1867.

tient à notre croyance que c'est seulement par l'étude de l'homme dans ses rapports avec le climat que l'on arrivera à la connaissance des affections paludéennes et rhumatismales. La lutte constante que l'organisme doit soutenir pour conserver intacte, sous peine de mort, sa température de 37°, que le thermomètre monte à + 40° ou descende à — 30°, doit bien jouer son rôle dans la pathologie humaine ! Les changements brusques de milieu déterminés soit par les variations atmosphériques, soit encore par les migrations, apportent, sans aucun doute, quelques troubles dans le fonctionnement des appareils destinés, soit à produire, soit à détruire de la chaleur animale afin de maintenir ces 37°. Ces perturbations plus ou moins graves, plus ou moins prolongées doivent enfin se retrouver quelque part, sous forme d'indispositions ou de maladies véritables, dans la pathologie des sujets soumis à ces changements de milieu.

D'après Malte-Brun, les facteurs principaux d'un climat sont : 1° la position géographique ; 2° le voisinage et l'éloignement de la mer ; 3° l'altitude ; 4° la nature géologique du sol ; 5° la pente du terrain et l'exposition locale ; 6° le degré de culture et de population ; 7° les agents météorologiques généraux vents, chaleur, pression, humidité, pluie, etc.

1° *Position géographique.*— Les chapitres précédents ont élucidé la question des variations de fréquence et de forme des affections rhumatismales et paludéennes selon la position géographique. Nous nous bornerons à rappeler que le seul énoncé de la fréquence des affections de l'un ou l'autre groupe (rhumamatisme et impaludisme) est insuffisant. Pour se rendre compte de l'influence de l'air humide, il faut additionner les deux groupes d'affections. Voici les résultats que donne, selon la position géographique, ce mode de procéder :

Chez l'indigène, on trouve sur 1,000 malades :

90	entrées pour affections dues à l'air humide en		Écosse.
97	—	—	Angleterre sept.
115	—	—	Angleterre mér.
103	—	—	France.
150	—	—	Lisbonne.
310	—	—	Algérie, Malaga.
528	—	—	Ceylan (Boudin).

540 entrées pour fièvres intermittentes seulement sur la côte de Guinée.

En résumé, plus on se rapproche de l'équateur, plus les affections occasionnées par l'air humide ont une tendance à occuper une place prépondérante dans la pathologie.

2° *Voisinage ou éloignement de la mer.* — En Écosse, sur 1,000 décès 2,3 sont occasionnés par le rhumatisme chez les citadins, 4,4 chez les campagnards de terre ferme, 9,6 chez ceux des îles. En Belgique, on a également signalé la fréquence des affections rhumatismales chez les populations du littoral. Dans les pays à malaria, on remarque une augmentation analogue dans la fréquence des affections paludéennes à mesure qu'on se rapproche du bord de la mer. M. Jacquot a établi que, dans la campagne romaine, les affections paludéennes sont plus fréquentes et plus graves sur le littoral qu'à Rome même (1).

3° *Altitude.* — L'action préservatrice des altitudes contre la malaria est bien connue. Leblond, médecin français, a, le premier, insisté sur cette influence prophylactique (2). En général, plus on s'élève, moins les fièvres ont un caractère redoutable. Les sanitoria pour les troupes blanches stationnées aux colonies ont été créés d'après cette remarque. Néanmoins, il ne suffit pas qu'il y ait altitude, il faut une altitude relative permettant une large ventilation. M. Pauly a longuement insisté dans son traité de climatologie sur ces conditions d'altitude (3). Nous ne signalerons par suite que quelques faits confirmatifs. Ainsi, à la Guadeloupe, le camp Jacob, à 545 mètres d'altitude, est fort sain (4). Par contre, en Abyssinie, la vallée du Taccazzé à 1,000 mètres d'altitude est mortelle. Certains cantons du Siré et du Samen, dans le même pays, quoique fort élevés, sont renommés par leur insalubrité. L'écoulement des eaux y est à peu près nul et ils

(1) Jacquot. De l'origine miasmatique de la fièvre intermittente. Annales d'hygiène, 1854, 2e série, t. II.

(2) Leblond. Observations sur les maladies des tropiques. Paris, an XIII, p. 131.

(3) Pauly. Esquisses de climatologie comparée. Paris, Masson.

(4) Carpentin. Étude hygiénique et médicale du camp Jacob. Archives de médecine navale, t. XX, 1873.

sont soustraits à l'action des vents régnants (1). M. Rey rappelle, d'après M. Thorel, qu'en Asie méridionale, certains marais sont aussi dangereux à 800 mètres d'altitude qu'ils l'eussent été au niveau de la mer (2). Dans le Yunam, la malaria existe à 1,500 mètres d'altitude. Hirsch rapporte de nombreux exemples du même ordre. On l'a observée à plus de 2,000 mètres d'altitude dans l'Himalaya (3).

Cette influence de l'altitude indiscutable pour la malaria est peu connue dans ses rapports avec le rhumatisme. C'est pourquoi il est difficile de trouver des documents à ce sujet. Nous avons déjà signalé au deuxième chapitre de ce travail la diminution de la gravité des affections rhumatismales dans les diverses villes suisses. M. Lombard (de Genève) a fait une enquête auprès de médecins ses compatriotes sur la fréquence du rhumatisme dans leurs circonscriptions : « En réunissant toutes ces informations puisées à diverses sources, dit-il, nous pouvons considérer les affections rhumatismales comme jouant un rôle prédominant dans la pathologie alpine et alpestre. Mais *il ne faut pas croire que leur fréquence augmente avec l'altitude, bien au contraire.* Ce sont les régions inférieures qui sont le plus fortement atteintes, comme on peut le voir d'après les tableaux du docteur Cornaz sur les maladies régnantes du canton de Neuchâtel. En effet, tandis que les rhumatismes forment les 76 millièmes des maladies dans les régions basses, celles du lac, elles ne constituent que les 47,7 millièmes dans la région moyenne, et seulement 37,7 millièmes dans la haute région qui dépasse partout 1,000 mètres (4). » On a signalé également la fréquence du rhumatisme chez l'Indo-Chinois de la plaine, sa rareté chez celui de la montagne (5). Enfin, d'après Tschudi, le rhumatisme, si fréquent au pied, est inconnu dans les parties les plus élevées des Andes.

(1) Aubert-Roche. Essai sur l'acclimatation des Européens dans les pays chauds. Ann. d'hygiène, t. XXXIV.

(2) Rey. Article MARAIS. Dictionnaire de médecine et de chirurgie pratiques.

(3) Hirsch. Handbuch der historisch géographischen Pathologie. Erlangen, 1859-1862.

(4) Lombard (de Genève). Traité de climatologie générale. Tome III, p. 61 et 62.

(5) Rey. Art. GÉOGRAPHIE MÉDICALE, loc. cit.

5° *Nature géologique du sol.* — Tout se réduit ici à une question de plus ou moins d'humidité. Aussi peut-on appliquer à cet agent climatologique les observations faites pour le suivant.

5° *Pente du terrain et exposition locale.* — « Une autre circonstance augmente considérablement l'effet des pluies, c'est l'horizontalité du pays. On conçoit très-bien que des pluies beaucoup plus abondantes tombant sur des terrains relevés en cônes volcaniques et remplis de pentes rocheuses abruptes ne feront pas, en somme, l'effet de trois ou quatre mètres tombant sur une côte basse et très-horizontale. » (Pauly, p. 24.)

6° A. *Degré de culture.* — La culture agit sur la pathologie selon les modifications qu'elle imprime au degré de l'humidité de l'air. Un pays peut être malsain aussi bien par l'absence que par l'exubérance de sa végétation.

Parmi les pays malsains sans végétation, on peut citer les plaines de l'Allemagne du Nord, celles de la Charente-Inférieure, l'Agro Romano, l'Algérie. Dans ces contrées l'absence de haute végétation permet au rayonnement nocturne de s'effectuer avec intensité. Comme il existe d'une part des conditions favorables à l'humidité atmosphérique, que, d'autre part, le calme de l'air favorise la condensation de la vapeur d'eau sous forme d'épais brouillards, cette humidité détermine sur ceux qui s'y exposent les affections que nous étudions ici. Mais il faut se garder de considérer toute grande plaine dénuée de végétation comme un foyer de fièvres paludénnes. Partout, en effet, où les brouillards feront défaut, on ne verra que rarement les maladies dues à l'action de l'air humide. C'est ce qui arrive dans les divers déserts. Ainsi, Duveyrier n'a observé que quatorze fois la formation de rosée pendant son voyage de 310 jours dans le Sahara. Vogel, allant au Soudan, ne l'a plus vu se former à partir du 30e degré de latitude. Ces pays sont exempts d'impaludisme. Il en est de même de pays moins secs, tels que les steppes des Turcomans, les prairies d'Australie, les pampas de l'Argentine, la mer d'Alfa d'Algérie. Leur salubrité est indiscutable. La constance des courants atmosphériques rend impossible la condensation des brouillards. Bien que dépourvus de haute végétation, ils ne présentent pas de fièvres paludéennes.

Par opposition à ces pays dénués de végétation, nous mentionnerons les pays à végétation exubérante. Les plantes poussent les unes sur les autres dans les forêts vierges. C'est précisément là que l'insalubrité atteint ses plus hautes limites. Ni l'homme, ni les mammifères ne peuvent y vivre. Le seul moyen d'assainir, dans ces régions, c'est de déboiser autour des habitations. Le fait suivant, signalé à Fernando-pô par M. Quétan est dans cet ordre d'idées. On a établi dans l'île un hôpital de convalescents à 650 mètres d'altitude au-dessus de Clarence. « Les malades s'y portent plus mal qu'à Clarence. Cette insalubrité est due à l'absence de défrichements des bois d'alentour. Il faut donner de l'air à cet hôpital noyé dans les brouillards humides (1). » De ce fait, comme de beaucoup d'autres, on est en droit de conclure que l'altitude pas plus que le degré de végétation n'ont d'action bienfaisante par eux-mêmes. Cette action est toujours subordonnée, sous peine d'être annihilée, à celles des autres éléments du climat, parmi lesquels la chaleur, l'humidité et surtout les mouvements de l'atmosphère. Pringle, qu'il faut encore citer, avait nettement reconnu cette influence d'une épaisse végétation. « Après les marais, dit-il, les endroits les plus mauvais pour camper sont les terrains bas et trop chargés d'arbres. »

L'excès comme l'absence de végétation peuvent être également fébrigènes, selon qu'ils permettent à l'humidité de s'accumuler. A ce sujet, nous ferons observer que les déboisements susceptibles d'assainir une portion de pays peuvent rendre malsaine la zone voisine. Les bois régularisent, on le sait, les cours d'eau. M. Fautrat, à Senlis, a conclu de ses expériences qu'en France il tombe dans une région boisée une quantité de pluie de 6 pour 100 supérieure à celle qui tombe dans une région dénudée. L'évaporation étant moins rapide sous bois, le sol conserve sa fraîcheur. Les qualités hygroscopiques de l'humus tendent à maintenir celle-ci. Les racines permettent à l'eau de s'infiltrer profon-

(1) Quétan. Rapport sur la campagne de l'*Ariège* sur la côte d'Afrique en 1867. Arch. de médecine navale, 1868, t. IX.

dément au lieu de former des torrents capables de raviner le pays. M. Blore a constaté au Cap que pour chaque hectare de forêt détruit, il s'évapore en pure perte, par an, 4,300 mètres cubes d'eau (1). Dans un climat sans forêts, au lieu de pluies régulières, on a des orages désastreux. Si donc on prive par un défrichement exagéré les parties élevées d'un pays de leur élément régulateur, les parties basses en subiront aussitôt le contre-coup. Après des périodes de sécheresse, elles seront brusquement soumises à l'humidité exagérée déterminée par le débordement des torrents. Ce contraste de sécheresse et d'humidité rendra les effets de cette dernière beaucoup plus sensibles. C'est l'histoire d'immigrés arrivant d'un pays sec dans un pays humide. On a vu de la sorte, à la Réunion, l'épidémie de 1869 succéder à de vastes déboisements pour la culture de la canne à sucre. Il y eut d'abord une sécheresse prolongée et aussi absence de grandes brises cette année-là. Avec les pluies d'hivernage, survint un débordement de tous les cours d'eau. La comparaison du climat de Seychelles avec celui de Mayotte rend également compte de l'influence du déboisement des parties élevées sur la salubrité des zones plus basses d'un pays. Aux Seychelles, grâce au commerce des produits du cocotier, il n'y a de nus que les rochers. Mayotte, où on a essayé la culture de la canne à sucre, est complètement déboisée. Les Européens prospèrent aux Seychelles, succombent à Mayotte. Le climat est le même ; dans les îles habitables, il n'y a que quelques arbres en plus (2).

Nous résumerons ainsi notre opinion sur le rôle de la végétation. Elle doit être suffisante pour modifier l'intensité du rayonnement nocturne, pour régulariser les cours d'eau en préservant la contrée des sécheresses comme des inondations, ne pas gêner les courants atmosphériques. En un mot la végétation doit être telle qu'elle devienne l'occasion non d'une accumulation, mais d'une diminution de l'humidité de l'air.

6° B. *Population.* Le docteur Otto, cité par M. Lombard (de Genève), signale la fréquence extrême du rhumatisme en

(1) L'hydrologie de l'Afrique australe. Revue des Deux-Mondes, 1er mai 1882.

(2) Grenet. Souvenirs médicaux de quatre années à Mayotte. Th. Montpellier, 1866.

Danemark. Toute la population en est frappée, mais surtout la *classe pauvre*. Les fièvres paludéennes ont donné lieu à de semblables remarques. D'après Kuttlinger et Thomas, en Allemagne, c'est surtout sur les classes pauvres que sévit la fièvre intermittente (1). Déjà Pringle disait : « En général, les personnes riches et aisées sont moins sujettes aux maladies des marais, car ces climats exigent des maisons sèches, des appartements élevés, un exercice modéré sans travailler au soleil ou parmi les vapeurs du soir. » Il dit ailleurs : « Les officiers furent partout moins incommodés que les simples soldats, avantage qu'on peut attribuer aux bons lits, aux chambres sèches et à une meilleure nourriture... La maladie fut, en général, fréquente parmi les pauvres qui couchaient dans des rez-de-chaussée, se nourrissaient mal et manquaient de remèdes (2). »

Dans son savant traité des fièvres intermittentes, M. le professeur Colin a fort bien mis en relief la résistance des agglomérations humaines à l'action de la malaria. Les villes d'Algérie ont une mortalité moindre que celle de la campagne. Les faubourgs des grandes villes américaines sont seuls atteints. Au Mexique, chaque automne, les fièvres ne franchissent pas les murailles de la ville de Campêche. La campagne de Rome est mortelle. La ville l'est d'autant moins que sa population est moins dense. Les quartiers où la population est le plus entassée, comme le Ghetto, sont les plus sains. Ce dernier est cependant dans des conditions hygiéniques déplorables. A Civita-Vecchia, ville encombrée, infecte, malpropre, pas de malaria; les villas des environs sont inhabitables.

Le fait observé pour les fièvres paludéennes est le même pour les rhumatismes. En Belgique, les citadins payent à cette affection un tribut beaucoup plus faible que les campagnards. Au lieu du rapport 24/76 des deux populations, le rhumatisme fournit le rapport 19/81 campagnards (Lombard, de Genève). Nous avons signalé un fait analogue en

(1) Thomas (v. Leipsig) Ergebnisse aus Wechselfieberbeobachtungen. Arch. für Heilkunde, 1866, p. 225 et suiv.

(2) Pringle. Observations sur les maladies des armées. Éd. Paris, 1863, p. 16, puis p. 36, chap. VIII (Maladies de la campagne dans le Brabant hollandais, 1748.)

Écosse. L'armée française envoie aux hôpitaux 52 à 53 rhumatismes articulaires sur 1,000 malades (1875-1878). Sur 1,000 malades, il entre 30 ou 40 rhumatismes articulaires dans les hôpitaux de Paris, 43 dans ceux de Lyon. Les affections rhumatismales, comme les affections paludéennes, frappent de préférence le campagnard et le soldat.

7° *Agents météorologiques généraux.* — A *Humidité.* — Tout ce travail étant une étude de ses influences, nous en parlerons peu. Nous ferons remarquer que la quantité de pluies tombées ne peut être le seul indice du degré d'humidité d'un pays. On doit, comme le remarque Pringle, noter la continuité des vents humides, qu'ils amènent ou non des pluies. Il faut surtout étudier l'humidité atmosphérique à l'état statique. Sous forme de rosées et de brouillards, elle occasionne, dans les pays chauds surtout, de nombreuses affections.

B. *Chaleur.* — La chaleur agissant *seule* semble jouer un rôle assez secondaire dans la production des affections soit rhumatismales, soit paludéennes. Le Sahara, l'Arabie ont une chaleur parfois intolérable ; les affections rhumatismales y sont représentées par quelques formes légères. Les fièvres paludéennes ne s'y montrent que là où l'humidité vient joindre son action toute-puissante à celle de la chaleur.

Dans les pays paludéens eux-mêmes, le nombre des malades ne varie pas selon la température moyenne du lieu. Ainsi aux Indes, Pondichéry a une température de 27°,8, Madras de 27, Calcutta 26,3, Bombay 23,21, Ceylan 23. Or, à Pondichéry on n'observe que quelques rares affections paludéennes. Elles sont bénignes, en général. A Madras, sur 1,000 hommes, il y a 147 entrées à l'hôpital par fièvres paludéennes, 336 à Calcultta, 566 à Bombay, et à peu près autant à Ceylan. En résumé, dans cette immense zone prise comme exemple, la fréquence des affections paludéennes paraît être précisément en raison inverse de l'élévation de température. Elle est en raison directe du degré d'humidité. En effet, sur la côte de Coromandel, la chaleur est sèche. Il ne tombe annuellement que 1 m. 30 c. d'eau ; la saison fraîche y est seule malsaine et humide. A Calcutta, il tombe 1 m. 928 d'eau et 2 m. 109 à Bombay. Ce n'est pas une particularité propre à un seul pays. Prenons la côte brésilienne, comme autre exemple. Desterro, au sud, a 22° de température moyenne et une mortalité de 35 pour 1,000 habitants (1). Rio a 23°,64, sa mortalité s'élève à 32 pour 1,000 habitants (2). Bahia, à peu près de douze degrés plus près de l'équateur, a une température moyenne plus élevée (28°), et une mortalité de 19 à 20 seulement (3). Pernambouc, plus septentrional, a 25°,7 de température moyenne, et 33 pour 1,000 de mortalité. Cette haute mortalité est toute locale, la campagne environnante est fort salubre (4). Et même « le visage plein et rond des habitants respire la plus *vigoureuse santé* », dit d'Orbigny (5).

Les îles Sandwich ont une température moyenne de 24°,5, Taïti de 24°,7, la Nouvelle-Calédonie de 23°, la Sénégambie de 22,6 (Saint-Louis). Ce dernier pays, le plus froid du groupe, est incomparablement plus malsain que les précédents, beaucoup plus chauds.

En résumé, on ne peut pas juger de la salubrité d'un pays par sa température moyenne. La théorie de Raymond Faure, qui voyait dans l'action de la chaleur la cause de la fièvre intermittente, nous semble inadmissible (6).

c *Électricité*. Dans un pays humide, l'état électrique de l'air exercera, par le degré de dépression qu'il détermine, une action essentiellement prédisposante aux affections paludéennes ou rhumatismales. Peut-il occasionner seul ces affections, comme quelques auteurs, entres autres Pallas, Eisenmann, Burdel ont essayé de l'établir? Nous ne le croyons pas. En effet, le sirocco, vent chargé d'électricité, s'accompagne d'un surcroît d'affections paludéennes, mais il n'a aucune influence analogue dans les plaines sèches du Sahara. Au Sénégal, en décembre, janvier, février, mars,

(1) Rey. L'île Sainte-Catherine. Archives de médecine navale, 1877.

(2) Bourel-Roncière. La station navale du Brésil. Archives de médecine navale, 1872 et 1873.

(3) Rey. Le Brésil; examen des conditions hygiéniques ; l'Explorateur, t. III, p. 133.

(4) Beringer. Recherches sur le climat et la mortalité de Récife. Arch. de médec. navale, 1879.

(5) D'Orbigny. Voyage dans les deux Amériques.

(6) Raymond Faure. Traité des fièvres intermittentes, Paris, 1833-1838.

règnent d'une façon constante les vents d'est (1); ces vents chargés d'électricité, mais secs, ont « la meilleure influence sur l'état sanitaire général. » Enfin sur la côte de Guinée l'état sanitaire s'améliore quand souffle l'harmattan, vent saharien, chargé d'électricité, mais qui chasse les vapeurs dans lesquelles cette zone est le reste du temps emprisonnée.

L'état électrique de l'air, cause prédisposante d'affections paludéennes ou rhumatismales dans un pays humide, est, à plus forte raison, cause prédisposante de récidive.

Cette influence est plus connue pour les affections maremmatiques que pour le rhumatisme. Voici pour ce dernier groupe quelques faits : dans l'Amérique russe, le vent du sud-ouest souffle de temps en temps. Sous son influence, le baromètre baisse. Ce vent est chargé d'électricité ; quand il survient, tout le monde souffre de douleurs rhumatismales (Lombard, de Genève).

La sensibilité des rhumatisants à l'état électrique de l'air est de connaissance vulgaire. Dans quelques parties de l'Algérie, on observe de nombreuses rechutes d'affections rhumatismales sous l'influence du sirocco. Nous avons déjà relaté les remarques faites à ce sujet à Constantine par Deleau et Ferrus. Le rhumatisme qui s'y rencontre si fréquemment est attribué, disent-ils, aux brusques variations de la température : « Mais que des individus toujours sédentaires souffrent plus sous l'influence du sirocco qu'ils n'ont souffert ailleurs, c'est un fait que les changements subits de l'atmosphère n'expliqueront plus » (2). Ces auteurs rapportent les douleurs observées dans ces cas à la sécheresse et à l'état électrique de l'air. Mon avis est que jamais la sécheresse n'a occasionné d'affections rhumatismales. L'influence électrique reste alors seule en cause. Et le sirocco est un vent tellement chargé d'électricité, qu'en Égypte, par exemple, quand il souffle, le service du télégraphe doit être interrompu.

M. Pauly dit ce qui suit, au sujet des vents sahariens : « Cet air, faiblement et négativement électrisé, réveille des douleurs dans les muscles, surtout dans les muscles des bras

(1) Borius. Étude sur le régime des vents de la côte et de la presqu'île du Cap-Vert. Revue maritime et coloniale, 1874, t. III, p. 568.

(2) Deleau et Ferrus. Constantine. Loc. cit.

et des jambes. Il réveille les dispositions rhumatoïdes, névralgiques qui peuvent sommeiller chez beaucoup de personnes » (1).

D. *Influence des vents.* — Des pays comme ceux du golfe de Guinée, comme le Bengale, la Cochinchine, les îles de la Sonde, la Guyane, le littoral des Antilles, Rio-de-Janeiro, etc., ont une température moyenne qui oscille entre 25 et 28 degrés. Elle est insupportable. D'autres régions, telles que la Réunion, Taïti, l'Australie, la Nouvelle-Calédonie, le Nicaragua, la vallée de l'Amazone, Bahia, Pernambouc, Olinda, etc., possèdent une température égale, de 25 à 28 degrés. Cette chaleur est fort supportable, même pour les blancs. Ils peuvent entreprendre sans danger la culture du sol. Comme nous l'avons montré dans un autre travail, leur mortalité est moindre qu'en Europe. Il suffit de rappeler la prospérité des blancs de la Réunion. Nous ne perdons que 10 hommes sur 1,000 à Taïti ou en Calédonie. En Queensland, on compte 16 décès sur 1,000 colons anglais; au Brésil, 15 sur 1,000 colons allemands. On peut se demander pourquoi des pays placés dans des conditions à peu près identiques de latitude, de température, d'humidité, d'altitude produisent des effets si différents sur l'organisme. M. Pauly a résolu cette question. La seule cause de cette différence de salubrité des climats est due à la présence dans les climats sains de courants atmosphériques constants et d'une grande puissance. La meilleure preuve de leur action est que lorsqu'une localité y est soustraite, elle est toujours malsaine. Tel est le cas, par exemple de Rio-de-Janeiro, de quelques villes de l'Argentine comme Jujuy, Tucuman, etc., du Transwaal comme Utrecht, Origstadt. On trouve des points semblables au milieu des zones les plus saines, de même qu'au milieu de pays inhabitables existent des points que leur orientation ou leurs conditions topographiques rendent parfaitement colonisables.

La forte ventilation, qui permet la vie dans un pays, agit-elle en entraînant les prétendus miasmes? Il ne le semble pas. Les vents de l'Atlantique, si salubres pour la côte brésilienne, sont mortels pour la côte occidentale d'Afrique. Le

(1) Pauly. Loc. cit., p. 338.

vent de terre, si insalubre dans l'Amérique du Sud, est excessivement salubre en Afrique. « A Cassangé, dit Livingstone, on se porte bien tant que souffle le vent d'est ; le vent d'ouest apparaît-il, les fièvres déciment les indigènes. » La direction du vent importe peu. La constance et l'énergie de leur souffle est le seul caractère à considérer. C'est ainsi que tant que l'alizé nord-est souffle au Sénégal; bien que ce soit un vent de terre, qui, par la théorie, devrait être chargé de miasmes, on se porte bien. Thévenot dit même que les hôpitaux de Saint-Louis sont presque vides au mois de juin. La chaleur augmentant les mois suivants, le Sahara surchauffé peut être considéré comme une véritable cheminée d'appel. Les vents généraux n'arrivent plus jusqu'à l'Afrique occidentale. Sous l'influence saharienne, de faibles vents d'ouest s'y font sentir. Les calmes sont très-fréquents à cette saison. La santé générale s'aggrave de plus en plus. Cela dure jusqu'au moment où, sous l'influence de l'abaissement de température, les vents d'est peuvent reprendre leur cours, l'état sanitaire s'améliore aussitôt.

En résumé, les courants atmosphériques constants et d'une certaine intensité sont, dans un pays chaud, le plus puissant préservatif contre la malaria. Comme là où les affections paludéennes diminuent de fréquence, les affections rhumatismales augmentent en nombre, l'humidité restant la même, ces courants atmosphériques accroissent la fréquence du rhumatisme. Nous l'avons constaté dans le précédent chapitre, mais on sait que les rhumatismes sont moins redoutables que les affections paludéennes. Aussi dans ce pays la mortalité est-elle, chez les colons européens, inférieure à celle d'Europe.

Chapitre VI.

Influence physiologique et pathologique de l'air humide sur l'organisme humain.

La température humaine est une constante. Le changement de milieu oblige l'organisme de l'émigrant à soutenir une lutte perpétuelle pour le maintien de sa même température dans un milieu soit plus froid, soit plus chaud.

Négligeant ce qui se passe dans un milieu plus froid, nous noterons ce qui se passe dans un milieu plus chaud. Après une excitation de faible durée, les fonctions subissent toutes un ralentissement marqué. Sous l'influence de l'excitation du début, la température augmente de 1 degré, quelquefois même de 2, après l'arrivée dans un pays tropical. Davy, Berger, Delaroche, Brown-Séquard, Rattray ont noté ce phénomène. Quand survient la dépression, la température tombe. Chisholm, à Demerary, a trouvé chez les colons européens une température moins élevée de 1°,5 que dans leur pays natal. Cet abaissement est admis par MM. Huilliet, Morehead, Layet. Livingstone affirme que la température des nègres était de 2 degrés inférieure à la sienne. Rattray, médecin de la marine anglaise, a étudié spécialement l'influence déprimante du climat chaud sur les divers appareils. D'après ses recherches, sous les tropiques la capacité vasculaire des poumons décroît en moyenne de 367 à 339 c. c. Leur activité fonctionnelle diminue de 18,43 pour 100. Ce qui constitue une diminution de 1 m. 096 mm. c. dans le volume d'air consommé chaque jour, soit 57 gr. 20 de carbone éliminé en moins, et 6,57 pour 100 de vapeur d'eau exhalée en moins dans les 24 heures. Ce ralentissement des fonctions respiratoires correspond fort bien aux remarques faites par Vierordt et Ludwig dans leurs expériences physiologiques; Copland admet que la respiration devient plus longue en pays chaud, Fonssagrives qu'elle est plus longue et plus profonde. La capacité vasculaire des reins décroît de 17 1/2 pour 100 (1). Le foie, un moment hypertrophié, reprend rapidement son volume normal. La circulation, ralentie au début, tend par la durée du séjour à devenir plus rapide. En même temps, d'après Souty, les pulsations perdent de leur force. M. Féris a trouvé chez des marins, à Brest (température du jour 20°), 78,9 pulsations; à Dakar (temp. 24°,5), 74,18 pulsations; à Quittah (temp. 29°,5), 83,56 pulsations; à Wydah (t. 27°,5), 87 pulsations (2). M. Layet a noté 72 pulsations chez des

(1) Rattray. De quelques modifications importantes produites dans l'économie humaine par les changements de climat. Traduct. de Foucaut. (*Arch. de médecine navale*, 1872.)

(2) Féris. Étude sur les climats équatoriaux en général. (*Arch. de méd. navale*, 1879.)

soldats à leur arrivée en pays chaud. Ces mêmes hommes en avaient 84 après une année de séjour (1).

Cette atonie générale, toujours proportionnelle à l'intensité de la chaleur du lieu, permet au sujet de maintenir sa température en équilibre dans les divers climats chauds. Parvenu à cette période d'équilibre, leurs variations, soit au-dessus, soit au-dessous de la température moyenne, lui procurent les mêmes sensations de chaud ou de froid que nous ressentons à la suite des variations, soit au-dessus, soit au-dessous de la température normale de notre pays. Aussi le voyageur arrivant d'Europe en Afrique pendant la saison fraîche est-il fort étonné de voir les habitants revêtus d'habillements chauds, alors qu'il éprouvera le besoin de mettre des vêtements légers. Après un an passé dans le pays, il se rendra compte par lui-même que l'on ne se couvre pas ainsi par imitation des modes d'Europe, mais bien à la suite d'un besoin véritable.

Malgré cet état d'atonie, l'organisme peut subir de légères oscillations de la température moyenne tant que le milieu permet l'évaporation pulmonaire et cutanée. Si l'action de la sudation est annihilée, alors apparaît le danger. Ces conditions existent dans les pays chauds saturés d'humidité, lorsqu'il n'y souffle pas de brise, et dans les localités soustraites par leur topographie à l'action des vents régnants. Nous en avons énuméré déjà quelques-unes prises au hasard. La citation suivante fera comprendre l'influence de l'humidité chaude stagnante :

« A Dagana, sur la rive gauche du Sénégal, dit M. Forné, par 16 degrés environ de latitude nord, on note des températures bien plus élevées qu'à Grand-Bassam, placé pourtant plus près de l'équateur (5° latitude nord). Quand le vent sec du désert vient à souffler, le thermomètre, à Dagana, monte jusqu'à 35, et même 40 degrés. Eh bien, après avoir fait un séjour de 12 mois dans les deux postes, je déclare que 35 degrés de chaleur par un vent sec sont bien plus supportables à Dagana que 28° à Grand-Bassam, où l'air

(1) Layet. Études d'hygiène intertropicale (*Arch. de médecine navale*, 1877.)

est saturé d'humidité (1). » « L'absence de chaleur humide rend une température voisine de 40° moins pénible à supporter qu'une chaleur humide constante de 27° à laquelle on ne peut se soustraire (2). » Nous allons donner quelques exemples des accidents qui surviennent chez l'homme forcé de demeurer dans un air chaud, humide et stagnant. « Un fait qui attira particulièrement notre attention pendant notre nouveau séjour dans l'antique Cirta, ce sont les maladies graves qui, durant la saison des chaleurs, avaient frappé des militaires employés à faire des jardins sur les bords du Bou-Merzoug; plusieurs dans le cours de leurs travaux étaient tombés sans connaissance, comme saisis d'asphyxie; renouvelés jusqu'à trois fois par suite de maladies, tous sans exception avaient partagé le même sort (3). » Le Bou-Merzoug, ajoute l'auteur, coule dans un bas-fonds mal ventilé. En 1783, le vaisseau anglais le *Lion* fut arrêté par un calme plat dans les mers de la Sonde. Bientôt le tiers de son équipage fut indisponible, il ne put continuer son voyage. M. Burdo raconte un fait semblable. On sait que les trafiquants du golfe de Guinée, pour profiter des moindres brises, habitent sur des pontons. La brise ne souffla pas de quelques jours. Un grand nombre de trafiquants furent malades, beaucoup moururent (4).

Ces accidents surviennent par la seule stagnation de l'air chaud et humide. La remarque suivante semble le prouver. Les seuls hommes qui vivent dans l'air humide, chaud, et stagnant sont les nègres. La sueur n'est pas l'unique appareil modérateur de leur température. Leur pigment cutané a une action très-accusée. Rumford a démontré qu'à surface égale, le noir est la couleur qui rayonne le maximum de calorique, huit fois plus que le blanc. Or, lorsqu'un nègre est plongé dans un milieu où son appareil sudoripare ne

(1) Forné-Grand-Bassam. Contribution à la géographie médicale de la côte occidentale d'Afrique. (Th. Montp., 1870.)

(2) Borius. Topographie médicale du Sénégal. (*Arch. de méd. navale*, 1880.)

(3) Guyon. Observations médicales faites à la suite de l'armée qui, en octobre 1839, a traversé les Portes de Fer. (*Recueil de mém. de médec. militaire*, 1840.)

(4) Burdo. Niger et Benué; voyage dans l'Afrique centrale, 1880.

pourra plus lui être d'aucune utilité pour le maintien de sa température, aussitôt son pigment prend un développement des plus accusés. Sa température peut ainsi se maintenir dans un état d'équilibre, alors que, chez le blanc privé de ces moyens de lutte, on voit survenir des troubles dans les fonctions thermiques (accidents d'impaludisme), troubles qui souvent le tuent. Livingstone signale à plusieurs reprises cette diversité de pigmentation selon le degré d'humidité. « On ne trouve, dit-il, de peaux absolument noires que chez les tribus qui habitent depuis des siècles dans un district à la fois *chaud et humide*, encore s'y trouve-t-il de nombreuses exceptions. Les Makololos sont pâles en comparaison des aborigènes de la contrée où ils sont venus s'établir. Les Batokas des régions élevées ont la peau d'une couleur bien moins foncée que les Batokas dont la résidence est au bord des rivières, à ce point qu'on les prendrait pour deux races différentes, s'ils n'avaient pas le même langage et si on ne retrouvait pas chez les uns comme chez les autres cette coutume caractéristique de s'arracher les incisives de la mâchoire supérieure, qui prouve jusqu'à l'évidence qu'ils ont la même origine (1). »

Ce qui prouve encore que l'air chaud, humide et stagnant agit en supprimant l'action de la sueur, un des plus puissants agents de l'équilibre thermique, c'est que dès que cet air est mis en mouvement cette fonction reparaît. La vie de l'Européen redevient possible. Malgré la saturation, une partie de la sueur peut être entraînée par le mouvement de l'air, et la température humaine n'éprouve plus autant de difficultés pour rester une constante. Le Camp-Jacob est beaucoup plus humide que le littoral de la Guadeloupe (2). Mais alors que l'humidité est stagnante sur la côte, le Camp est soumis à une puissante ventilation. On y supporte fort bien la chaleur, si déprimante sur le bord de la mer. Les affections malariennes, mortelles sur le littoral, sont rares et bénignes au Camp. Bien que l'air venant de l'Atlantique sur la côte nord du Brésil soit saturé d'humidité, les voyageurs

(1) Dr Livingstone. Exploration dans l'intérieur de l'Afrique australe Trad. Loreau, p. 342.

(2) Pellarin. *Arch. de médecine navale.*

s'accordent à le dire tonique et vivifiant. Il n'entrave ni la perspiration pulmonaire, ni l'évaporation cutanée. Aussi à Bahia, par exemple, peut-on vivre « sans avoir l'esprit hanté des visions de la fièvre malarienne (1) ». L'immunité des marins à l'égard des affections paludéennes ne reconnaît pas d'autres causes. Leur profession les force à rechercher les parages à puissante ventilation. Viennent-ils jeter l'ancre dans une zone à air chaud, stagnant et surchargé d'humidité, les cas de fièvre deviennent nombreux à bord. Il n'est nullement besoin pour cela d'être auprès d'une terre. L'histoire du *Lion*, que nous venons de rapporter (et ce n'est pas un fait isolé) montre que l'arrêt d'un courant atmosphérique peut avoir de funestes conséquences même en pleine mer.

Sous l'influence de l'air chaud, humide et stagnant, l'organisme atteint son maximum d'atonie. En effet, pour pouvoir lutter contre les causes d'échauffement sans le secours de l'évaporation cutanée, il est nécessaire que la production de chaleur animale soit le plus faible possible ; mais en même temps l'organisme, produisant son minimum de température, ne fait plus que difficilement les frais d'une déperdition de calorique un peu prolongée. Les mêmes conditions atmosphériques, qui, pendant le jour, neutralisent l'action de l'appareil cutané, occasionnent après le coucher du soleil les fortes soustractions de calorique. Parmi elles, l'absence de vents est, on le sait, une des premières conditions qui favorisent la formation de brouillards. Or, l'air humide exerce une absorption calorifique soixante et dix fois plus grande, à volume égal, que l'air sec. Les recherches de Tyndall avec l'appareil Melloni ont mis ce fait hors de doute. Ainsi, à température égale, le sujet se refroidira beaucoup plus vite dans un pays humide ; de plus, on n'ignore pas qu'après le coucher du soleil la température extérieure s'abaisse progressivement et assez vite de quelques degrés. C'est précisément lors de cette transition que la résistance de l'organisme, plongé pendant les longues heures du jour dans une étuve chaude et humide, se fait le moins bien. « La population de Rome, dit le professeur Colin, redoute avant tout l'impression du froid, et quiconque a habité Rome

(1) Dr Robert Dundas. Sketches of Brazil, London, 1852.

a vu avec quel soin les habitants se couvrent *chaque soir, même en été, au moment où la température s'abaisse rapidement*, à l'heure réputée si redoutable de l'*Ave Maria* (1). »

D'après Livingstone, l'indigène du Zambèze se claquemure dans sa case pendant le jour et on y étouffe la nuit. Au Sénégal, la population sérère fait brûler jour et nuit des tisons dans ses cases (2). Les gens qui, par leurs habitudes ou leur profession, parviennent à échapper au refroidissement nocturne, échappent en même temps aux affections dues à ces circonstances atmosphériques. Lancisi avait remarqué l'immunité à l'égard des fièvres paludéennes d'ouvriers employés à cuire des briques dans un quartier insalubre de Rome. Les mineurs, pour de semblables raisons, ne sont jamais atteints d'affections paludéennes; de même, les premiers chrétiens dans les catacombes. C'est par de grands feux allumés le soir que les habitants des marennes de Toscane arrivent à se préserver des fièvres. Livingstone avait observé avec soin cette influence de l'accroissement de l'humidité de l'air sur l'organisme et la pathologie. « Parfois, dit-il, l'humidité de l'air augmente sans cause appréciable et vous fait éprouver un froid réel, bien que le thermomètre ne soit pas descendu. Cela tient à ce que la chaleur du corps rayonne avec plus de facilité dans un milieu plus humide, et *cette circonstance n'est pas moins fâcheuse pour la santé qu'un abaissement subit de température* (3). » Les indigènes meurent tellement alors que les Portugais ont appelé cette saison « carneirado ». L'absorption calorifique exercée par l'air humide produit, dans ce cas, les effets d'un fort abaissement de température chez des gens dont l'organisme ne réagit plus.

Il n'est pas nécessaire de subir l'abaissement de température dans le pays même ou l'organisme a perdu sa tonicité sous l'influence de l'air chaud et humide. Les trafiquants qui vont commercer dans le haut Sénégal s'y portent souvent bien. Ce n'est qu'après leur retour que quelques-uns

(1) L. Colin. Traité des fièvres intermittentes, Paris, 1867.

(2) Corre. Recherches sur la maladie du sommeil, *Arch. de méd. navale*, 1877.

(3) Dr Livingstone. Explorations dans l'Afrique australe, 1840-1856, trad. Loreau, p. 417.

sont pris quelquefois d'accès pernicieux très-graves. Aussi est-il de tradition de prendre du sulfate de quinine après ces excursions (1). Souvent des sujets ayant séjourné dans les pays chauds sont atteints, à leur retour en Europe, d'accès quelquefois mortels. C'est ainsi qu'en septembre 1881, le voyageur Matheucci succombait en arrivant à Londres après une heureuse traversée de l'Afrique occidentale. M. Saint-Vel a observé une fièvre algide chez une dame arrivée à Paris depuis un an. Le docteur Rougon a observé une rechute d'une fièvre bilieuse hématurique du Sénégal chez un malade rentré en France depuis une année (2). Ces accès sont également fréquents sur les navires, qui, après une station dans un pays chaud et humide, passent dans une zone plus froide. « Dans une campagne des mers de Chine, dit M. Moursou, nous avons parfaitement constaté que, chaque fois que notre navire s'éloignait des foyers paludéens pour prendre la mer, nous avions aussitôt à soigner de nombreux accès de fièvre chez les hommes de l'équipage qui n'en présentaient pas avant en plein marais (3). » Les accès, ajoute l'auteur, étaient d'autant plus forts et mieux caractérisés « *que l'abaissement de température était plus accusé et plus brusque* ». Chose remarquable, les chauffeurs étaient les premiers atteints. L'explication de leur manque de résistance est facile. Les conditions spéciales de leur profession rendent, en effet, l'atonie de leur organisme plus accusée encore que celles des autres marins qui ne subissent que la seule chaleur du climat.

Nous croyons possible d'assimiler à ces faits la communication suivante faite à l'Académie de médecine par M. Burdel (4). Cet auteur rappelle que, dans des cas nombreux et bien mis en relief par le professeur Verneuil et ses élèves, on voit la perniciosité succéder à de grands traumatismes. Dans ces

(1) Barthélemy Benoît. De la fièvre bilieuse hématurique observée au Sénégal. (*Arch. méd. nav.*, t. IV, 1845.)

(2) O. Saint-Vel. Maladies des créoles dans les climats tempérés. *Arch. génér. de médecine*, décembre 1877, p. 665.

(3) Moursou. Étude sur l'asphyxie locale des extrémités. *Arch. de méd. navale*, 1880, p. 441.

(4) Burdel. De la perniciosité ou anévrosthénie tellurique. Bullet. de l'Acad. de médecine, avril 1880, p. 247.

cas, l'élément tellurique semble fort difficile à découvrir. Il ne l'est pas moins dans les cas cités par l'auteur. Il s'agit de formes pernicieuses observées surtout chez les vieillards et les gens affaiblis. Elles surviennent principalement pendant les hivers froids et rigoureux. Entre autres, l'auteur rapporte l'observation d'une fièvre pernicieuse observée pendant le dur hiver de 1870 chez un conscrit. La guérison fut obtenue par l'emploi de sulfate de quinine. Les vieillards, les gens affaiblis par des causes physiques et morales présentent une atonie qui ne leur permet pas de résister au refroidissement déterminé par l'action de l'air ambiant. Sous cette influence, ils présentent des troubles de température identiques à ceux des gens qui passent d'un pays chaud dans un autre plus froid, ou qui dans un pays chaud subissent des déperditions trop considérables de calorique, soit par abaissement de la température extérieure, soit par accroissement de l'humidité de l'air. Cette atonie de l'organisme ne survient pas d'emblée. Pendant un certain temps, le sujet conserve quelque peu de sa résistance au refroidissement. « L'étranger, dit le professeur Colin, peut passer heureusement les deux premières années de son séjour à Rome, mais il a grande chance d'être frappé pendant la troisième. » Sur les côtes de la Chine, la mousson sud-ouest règne pendant tout l'été. C'est un courant peu rapide d'air chaud et humide. M. Durand-Fardel a remarqué que la constitution n'y subit pas d'atteinte pendant les premières années. Ce n'est qu'après un séjour assez prolongé qu'on y contracte la fièvre (1). En Cochinchine, les gens qui viennent d'un autre pays chaud sont plus éprouvés que ceux arrivant directement d'Europe. Les créoles de nos colonies, les Algériens, résistent moins bien que le Français de la métropole (2). Plus on lutte contre cette tendance à l'atonie, plus la santé a des chances pour se maintenir en bon état. L'exercice musculaire est encore le moyen le plus efficace. Sans lui, il est impossible à l'Européen de vivre en bonne santé dans les pays chauds. Voici les témoignages de quelques auteurs sur cette question : « Les blancs de Bourbon

(1) Durand-Fardel. Climat des côtes de Chine et conditions sanitaires des concessions européennes. Bullet. de l'Acad. de médecine, 4 février 1879.

(2) Rey. Article *Géographie médicale*. Loc. cit.

forment en réalité deux classes, ou mieux deux races distinctes par les mœurs et les habitudes. La première comprend la population des villes et des grandes habitations, qui mène la vie ordinaire des colonies et se garde surtout du travail de la terre, regardé par les créoles comme aussi déshonorant que meurtrier. L'autre comprend les *petits blancs*, descendant d'anciens colons qui, trop pauvres pour acheter des esclaves, avaient bien été forcés de cultiver le sol de leurs propres mains.

« Eh bien, de ces deux races de colons, *c'est la première seule qui alimente la mortalité* tant de fois signalée. Les petits blancs font ce qu'avaient fait leurs pères, ils habitent et cultivent les districts les moins fertiles de l'île. Loin d'en avoir souffert, leur race a gagné, et les femmes surtout sont remarquables par la beauté des formes et des traits. Cette race s'entretient parfaitement par elle-même.... (1) » A Pondichéry, les Européennes s'acclimatent mal. « Les Européens *résistent mieux parce qu'ils déploient plus d'activité* et qu'ils prennent plus d'exercice. » (Huilliet) (2). Terminons par le témoignage de Livingstone, l'homme qui a connu le mieux les fièvres paludéennes : « Il est reconnu, dit-il, que les gens sédentaires y sont beaucoup plus exposés que les personnes qui mènent une vie active et dont le corps et l'esprit sont occupés. » L'emploi de quinine comme préservatif échoue souvent. « Le meilleur moyen de prévenir la fièvre est, je le répète, d'avoir une vie active, un travail intéressant et une nourriture abondante et saine » (3). On trouvera d'autres faits analogues dans notre thèse inaugurale (4).

En résumé, la cause vulgaire des affections dites paludéennes est la dépression de l'organisme. Cette dépression est déterminée à peu près constamment par l'action des agents météorologiques sur le sujet. Cette action est plus ou moins rapide selon la constitution, la position sociale, le régime, les vêtements, les habitudes, l'habitation, la nature des travaux, etc.

(1) De Quatrefages. L'espèce humaine, p. 176.

(2) Huilliet. Pondichéry. Archiv. de médecine navale, t. VIII et IX.

(3) Livingstone (Charles et David). Le Zambèze et ses affluents, p. 68.

(4) Bertholon. De la vitalité des races du Nord dans les pays chauds exempts d'impaludisme, pages 45, 51 et passim. Th. Paris, 1877.

Nous avons vu précédemment que mieux un sujet est organisé pour la résistance aux frimats du nord, moins il résistera au climat malarien (chap. IV). Les pauvres, moins protégés, plus mal nourris, sont les premiers atteints (chap. V). L'affection elle-même varie d'allure, selon le degré de tonicité conservé par l'organisme. Chez le nouvel arrivé, elle pourra revêtir l'aspect d'affections aiguës, tandis que le vieil acclimaté n'aura que des formes larvées ou à intermittences éloignées.

En parlant des congestions paludéennes, nous n'avons pas oublié les congestions rhumatismales. Celles-ci, en Europe surtout, se rapprochent, par leur allure générale, beaucoup plus des phlegmasies que des fièvres paludéennes ; dans les pays chauds, elles ont comme caractère leur absence d'acuité et leur mobilité plus grande. Les congestions rhumatismales ont généralement des localisations autres que les congestions paludéennes. Cette différence est due au fonctionnement différent de l'organisme en pays chaud et en pays froid. Ici ce sont les appareils producteurs de la chaleur qui ont leur maximum d'activité, là les appareils modérateurs.

Nous ferons remarquer que le rhumatisme aigu est l'apanage d'un groupe spécial de gens. Ces gens présentent une dépression de leur organisme soit accidentelle, soit habituelle. Ou ils ne sont pas susceptibles de créer de l'inflammation franche sous l'action du froid humide, ou bien encore l'action de ce froid a été trop peu considérable pour provoquer une réaction assez violente qui détermine une phlegmasie. Cette seconde cause a été assignée, par Gianini et Bouillaud, comme déterminante ordinaire du rhumatisme. Bouillaud a même fait à ce sujet des remarques précieuses. Sur ceux de ses malades qui avaient eu un refroidissement consécutif à un échauffement, l'affection avait été intense (inaptitude à faire de l'inflammation). Chez ceux qui avaient subi un refroidissement lent, les formes avaient été plus aiguës (refroidissement insuffisant pour provoquer une phlegmasie). Ces observations cadrent parfaitement avec nos précédentes remarques. Nous avons vu, dans notre second chapitre, le rhumatisme diminuer de gravité dans l'extrême nord. Le rhumatisme articulaire aigu y est presque inconnu. Vu l'activité de toutes les fonctions et la tonicité de son organisme, l'homme du nord, sous l'influence du coup de froid, fait de l'inflammation franche. Les soustractions de chaleur animale déterminée par l'humidité froide parviennent difficilement à troubler la puissante résistance de son organisme. Il n'éprouve que des troubles légers, tels que : névralgies, rhumatismes musculaires, angines, congestions généralement apyrétiques. Ainsi, le rhumatisme n'est pas l'apanage de l'homme vigoureux et pléthorique. Tous les auteurs, par contre, ont signalé sa fréquence chez les gens à peau blanche, fine; chez les blonds présentant de la flaccidité des tissus. C'est une maladie souvent héréditaire ; il faut, pour la contracter, un état de débilité spéciale de l'organisme. On en hérite. On peut aussi l'acquérir. Toute cause d'atonie est cause de rhumatisme dans la zone tempérée. Valleix signale la vie sédentaire comme prédisposant au rhumatisme. Rappelons, en passant, les observations de Livingstone, Huilliet, de Quatrefages, au sujet de l'impaludisme. La tonicité que confère une vie active en est un préservatif. Après avoir décrit la dure vie de l'agriculteur, Becquerel ajoute : « Il est singulier, toutefois, que les rhumatismes articulaires aigus ne soient pas très-communs dans les campagnes. » (1). Nous avons expliqué cette singularité. La femme, plus inactive que l'homme, malgré une exposition moindre aux phénomènes météorologiques, est plus souvent frappée. A Dresde, d'après Fiedler (1850-1862), sur 100 rhumatisants, on compte 56,8 femmes et 43,2 hommes. A Hambourg, Tüngel a trouvé 3,6 hommes pour 6,7 femmes (1862) ; 3,9 hommes pour 6,1 femmes en 1863. A Stuttgard, Roth indique 1,46 hommes pour 1,71 femmes ; Lebert, à Zurich, 119 hommes et 111 femmes (2). La statistique de M. Besnier est en contradiction avec les précédentes : il trouve dans les hôpitaux de Paris 62,6 hommes et 37,4 femmes sur 100 rhumatisants.

L'activité musculaire, en accroissant la vigueur de l'organisme, est une cause d'immunité. Par contre, l'abus fonctionnel, cause de dépression, est une cause prédisposante. Behier, Trousseau, Gubler, Monneret, MM. Besnier, Hardy

(1) Becquerel. Traité élémentaire d'hygiène. 5e édition, p. 902. Paris, 1873.

(2) Lebert. Klinik der acuten gelenkrhumatismus.

et Peter ont insisté sur ce fait. Les excès de toute nature peuvent se ranger dans le même groupe. « On ne sait rien de précis, dit Grisolle, sur l'influence du régime dans le rhumatisme. Cependant on s'accorde assez à regarder les excès de toutes sortes comme des causes prédisposantes assez puissantes. » (1).

La débilitation déterminée par la chaleur soit artificielle, soit naturelle, est une cause prédisposante de rhumatisme. Ramazzini a démontré que les boulangers sont surtout exposés au rhumatisme aigu. Nul médecin qui n'ait à l'idée des cas de rhumatisme aigu observés chez des gens habituellement couverts outre mesure. Quant à l'action de la chaleur naturelle, nous nous bornerons à rappeler la statistique de M. Besnier (2). Il a relevé à Paris 1,943 cas de rhumatismes pendant les mois d'hiver, contre 2,387 contre ceux d'été.

En pays chauds, nous avons vu le rhumatisme atteindre une fréquence considérable chez l'immigré (ch. III). Une condition est nécessaire pour ce résultat : c'est que les phénomènes météorologiques n'entravent pas le fonctionnement régulier des divers appareils. L'organisme ne subit alors qu'une dépression pour ainsi dire physiologique. L'humidité froide ne peut plus determiner chez lui de phénomènes inflammatoires. Les congestions qu'il contracte sous son influence conservent cependant une allure rhumatismale. Il fait aussi des fièvres rémittentes et continues. Enfin, on observe assez souvent des cas mixtes qu'on ne sait comment dénommer : rhumatisme ou fièvre paludéenne? Que les phénomènes météorologiques changent au bout de peu de temps, les accidents rhumatismaux sont remplacés dans la pathologie par ceux de l'impaludisme. Un exemple entre mille : « Quelquefois il arrive, pendant la saison des pluies, que l'alizé s'arrête un instant, et l'action de l'humidité DEVIENT ALORS DES PLUS SENSIBLES. C'est le moment où l'on voit *surgir quelques fièvres intermittentes.* » (3). Les épidémies de fièvres paludéennes ne reconnaissent pas d'autre cause. Nous avons longuement étudié cette transfor-

(1) Grisolle. Traité de pathologie interne.

(2) Besnier. Article *Rhumatisme*. Dict. encyclopédique des sciences médicales.

(3) Pauly. Esquisses de climatologie comparée. Nicaragua, page 109.

mation au quatrième chapitre. La transformation inverse se produit sous l'influence du retour des phénomènes météorologiques, favorables au bon fonctionnement des organes. L'abaissement de la température, en rendant quelque tonicité à l'organisme, amène une modification parallèle de sa pathologie. C'est ce que nous avons constaté à Gabès, avec notre collègue et ami le Dr Comte. A la fin d'octobre et en novembre 1882, un nombre considérable d'indigènes étaient atteints d'affections paludéennes. Beaucoup succombaient. A la fin de novembre et en décembre, la température ayant sensiblement baissé, les anciens fébricitants revenaient avec des rhumatismes articulaires (1). Disons en passant qu'il est rare que le sujet en pays chaud puisse faire du rhumatisme aigu ayant la même acuité qu'en Europe. Généralement, le rhumatisme en pays chaud présente des manifestations peu accusées. Le gonflement articulaire est modéré. On observe rarement ces vives douleurs, qui sont de règle dans les climats tempérés. Ce sont des cas frustres, mélangés souvent de symptômes intermittents.

Nous résumerons ainsi qu'il suit les remarques contenues dans ce chapitre : Si, au lieu d'observer isolément chacune des affections déterminées par le froid, on les étudie ensemble, avec le soin de noter les variations de fréquence et de forme de chacune d'elles, parallèles à l'action prédominante d'un des principaux facteurs du climat, on remarque que ces maladies avec leurs formes ne constituent pas des familles dissemblables. Ces deux entités morbides, *rhumatisme et paludisme*, au premier abord si dissemblables, surviennent en réalité par un mécanisme absolument identique. Le terrain seul fait différer ces deux produits d'une seule et même cause. Il n'y a donc pas deux pathologies pour l'homme, selon qu'il reste dans son pays ou émigre. Nulle part il ne se trouve d'immenses zones, où les miasmes tuent celui-ci parce qu'il est blanc, respectent celui-là parce qu'il est noir, et n'ont qu'une faible action sur un troisième qui sera jaune. Il n'existe qu'une différence, dans la réaction de l'organisme

(1) On peut se reporter aussi aux statistiques que nous avons reproduites à ce sujet dans notre premier chapitre.

au refroidissement. Cette réaction se fait diversement, selon l'état physiologique du sujet qui le subit. Enfin, cet état physiologique varie selon l'origine du sujet, la durée du séjour, ses moyens de protection, ses habitudes.

CONCLUSIONS.

Nous réunissons les résultats fournis par les statistiques reproduites dans ce travail, et par la comparaison de la pathologie de l'indigène à celle de l'immigré, sous forme de conclusions générales.

A. Chez l'indigène.

1° Partout où les conditions climatologiques font paraître des affections paludéennes, on observe simultanément des affections rhumatismales ;

2° Les affections rhumatismales, comme les affections paludéennes, ont, d'une façon générale, une gravité croissante des pôles à l'équateur ;

3° Tout semble prouver que le tétanos n'est qu'une forme de rhumatisme articulaire.

B. Chez l'immigré.

4° L'émigration dans une zone plus froide accroît peut-être la fréquence, mais non la gravité des affections rhumatismales. Elle diminue aussi la gravité des affections paludéennes ;

5° L'émigration dans une zone plus chaude augmente la fréquence et la gravité du rhumatisme, si le pays n'est pas paludéen. Le pays est-il paludéen, le rhumatisme disparaît de la pathologie de l'immigré ; il fait place aux manifestations telluriques ;

6° La fréquence et la gravité des accidents paludéens ne varient ni avec la latitude, ni avec la température du lieu. Leur répartition est des plus variées, pour un même groupe d'immigrés. Elle semble dépendre des circonstances topographiques et météorologiques de la région observée.

C. Pathologie comparée de l'immigré et de l'indigène.

7° La comparaison de la pathologie de l'immigré avec celle de l'indigène montre que ce dernier subit, avec une sensibilité presque égale, les atteintes de l'humidité de l'air.

l n gré contracte de préférence, sous cette action, des affections paludéennes ; l'indigène des affections rhumatismales. Si on additionne le nombre des affections paludéennes et des affections rhumatismales, groupe indigène, on obtient une somme représentant la fréquence des maladies dues à l'air humide de ce groupe. Cette somme est sensiblement égale à la somme, obtenue par le même procédé, des maladies par l'humidité de l'air chez les divers groupes immigrés ;

8° Les indigènes d'un pays malsain doivent leur immunité à leur aptitude à contracter, de préférence, des rhumatismes ou de légères affections paludéennes ;

9° Ces relations intimes de fréquence, de gravité, de distribution géographique du rhumatisme et de l'impaludisme doivent les faire considérer comme deux groupes très-voisins, sinon comme *les manifestations d'un même état pathologique*. Dans un même milieu, selon les variations d'action des agents météorologiques, on suit les transformations successives, dans la pathologie locale, du rhumatisme en accidents paludéens de plus en plus marqués.

D. Action des éléments d'un climat sur la fréquence et les formes des affections congestives à frigore.

10° L'humidité de l'air, par l'intensité de l'absorption calorifique qu'elle exerce, est d'ordinaire la cause déterminante de ces affections. Les autres éléments du climat, par leur action sur l'organisme, ne sont que des agents de préparation. Selon l'état de tonicité ou de dépression qu'ils déterminent sur lui, les troubles que peut occasionner l'humidité de l'air ne revêtent pas la même physionomie. Comme, d'une part, l'action associée des divers éléments climatiques forme des combinaisons variant à l'infini, que, d'autre part, la dissemblance des constitutions n'est pas moins variable, il se trouve que les manifestations de cette action revêtent un aspect protéiforme (1).

(1) Ce travail était en cours de publication quand nous avons eu connaissance du livre de M. Maclagan, traduit par M. Brachet. L'auteur anglais, partant d'autres idées que les nôtres, conclut comme nous à la parenté du rhumatisme et de la fièvre paludéenne.

BIBLIOTHÈQUE NATIONALE R.F. IMPRIMÉS

www.ingramcontent.com/pod-product-compliance
Ingram Content Group UK Ltd.
Pitfield, Milton Keynes, MK11 3LW, UK
UKHW020412230726
13925UKWH00004B/1384